LOS PLACERES SECRETOS DE LA MENOPAUSIA

Títulos de temas relacionados de Hay House

El asombroso poder de las emociones, Esther y Jerry Hicks

La edad de los milagros, Marianne Williamson

Gratitud, Louise L. Hay

Inspiración, Wayne W. Dyer, Ph.D.

¡El mundo te está esperando!, Louise L. Hay

Pensamientos del corazón, Louise L. Hay

Respuestas, Louise L. Hay

Sana tu cuerpo, Louise L. Hay

Sana tu cuerpo A–Z, Louise L. Hay

Usted puede sanar su vida, Louise L. Hay

La vida es corta: Póngase sus pantalones de fiesta, Loretta LaRoche

Vive tu vida, Carlos Warter, M.D., Ph.D.

Vivir en equilibrio, Wayne W. Dyer, Ph.D.

¡Vivir! Reflexiones sobre nuestro viaje por la vida, Louise L. Hay

(760) 431-7695 o al (800) 654-5126
(760) 431-6948 (fax) o al (800) 650-5115 (fax)
Hay House USA: **www.hayhouse.com**®

LOS PLACERES SECRETOS DE LA MENOPAUSIA

POR LA DOCTORA
CHRISTIANE
NORTHRUP

en colaboración con
Edward A. Taub, M.D., F.A.A.P.;
Ferid Murad, M.D., Ph.D.; y
David Oliphant

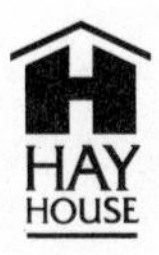

HAY HOUSE, INC.
Carlsbad, California • New York City
London • Sydney • Johannesburg
Vancouver • Hong Kong • New Delhi

Publicado y distribuido en los Estados Unidos por: Hay House, Inc., P.O. Box 5100, Carlsbad, CA 92018-5100 USA • (760) 431-7695 o al (800) 654-5126 • (760) 431-6948 (fax) o al (800) 650-5115 (fax) • www.hayhouse.com®

Supervisión de la editorial: Jill Kramer • *Diseño:* Tricia Breidenthal
Ilustración del interior: Mark Hannon
Traducción al español: Dulce M. y James R. Heinrich
y el equipo de Mincor: **www.mincor.net**

Título del original en inglés: *THE SECRET PLEASURES OF MENOPAUSE*

Los ejercicios de *Emergence of the Sensual Woman* por Saida Désilets se usan con permiso de la autora.

ISBN: 978-1-4019-2239-9

Impresión #1: julio 2009

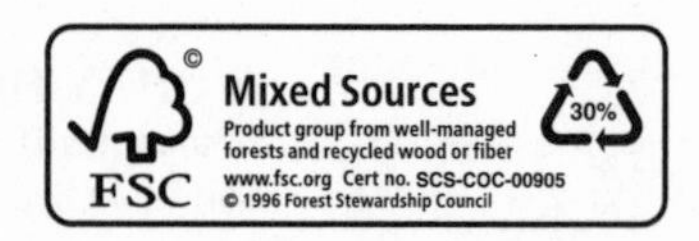

Impreso en los Estados Unidos

Contenido

Introducción

Una breve visión general: ¿qué es la menopausia?

Como obstetra ginecóloga, con más de treinta años de experiencia a la vanguardia en la salud de la mujer, estoy muy familiarizada con cualquier tema relacionado con el mal funcionamiento del cuerpo femenino. De hecho, he escrito tres libros sobre este tema, facilitando, a mujeres de todas las edades, una guía para una mejor salud y para cambiar las percepciones sobre su cuerpo.

Como parte de mi renacer en la mediana edad, he decidido dedicar la segunda parte de mi vida a enseñarle a las mujeres todo lo que puede funcionar *bien* en sus cuerpos, incluyendo cómo experimentar el mayor placer que jamás hayan soñado. Esto es... ¡un secreto liberador!, porque nuestra cultura nos ha enseñado que a los cincuenta años ya somos viejas y que nuestros mejores días ya son cosa del pasado.

La verdad es que las mujeres de más de cincuenta años están en su mejor momento. Esa edad marca el principio de los mejores años de nuestra vida, incluyendo el mejor sexo. Como especialista en la salud ginecológica de la mujer, deseo transmitirles que nuestros cuerpos están diseñados para experimentar un placer ilimitado, y que experimentar este placer a menudo forma parte de tener una salud vibrante a cualquier edad.

Probablemente usted ya sepa qué son la perimenopausia y la menopausia, y esté demasiado familiarizada con muchos de los síntomas ¡y los cambios físicos que acompañan este cambio de vida! Pero repasemos brevemente algunas de las ideas importantes sólo para reafirmar lo que ya sabe y también, lo que puede esperar.

Menopausia proviene de las palabras griegas *meno* ("mes" y "menstruo") y *pausis* ("pausa") que significa "el último período menstrual". El último período en las mujeres se presenta a la edad promedio de cincuenta y dos años, pero algunas pueden comenzar a los cuarenta años y otras hasta los cincuenta y ocho años aproximadamente. El proceso de transición que conduce al último periodo menstrual se llama *peri-menopausia* (de la palabra griega *peri* que significa "alrededor" o "cerca").

La menopausia no es una enfermedad ni un padecimiento médico. ¡No se preocupe! La menopausia y la perimenopausia forman parte de un proceso natural que implica un cambio paulatino desde la capacidad de concepción y alumbramiento de un bebé, hasta el final de la fase reproductiva normal de la mujer. Ya que este proceso dura entre seis y trece años, la mayoría de nosotras lo considera una etapa de la vida en vez de un evento. Sin embargo, la definición oficial de la menopausia es el momento en que cesan por completo nuestros períodos. Aunque la mayoría de nosotras está segura del día exacto de la adolescencia en que nuestros períodos empezaron, no podemos saber cuándo habremos tenido el último hasta que haya pasado todo un año. (Obvio, ¡las mujeres que han tenido una histerectomía sabrán de inmediato la fecha exacta!)

Esta transición es causada por cambios en el cuerpo y el cerebro que afectan los niveles hormonales, aunque no todas nuestras hormonas disminuyen en la misma proporción durante este periodo. En realidad, los niveles de estrógeno permanecen más o menos iguales hasta cierto momento del último año de transición, aunque lo que sí cambia es el tipo de estrógenos que nuestro cuerpo produce. A pesar de que seguimos produciendo algo de *estradiol,* al empezar la perimenopausia, nuestros cuerpos también cambian para producir relativamente más *estrona* (tanto en los ovarios como en la grasa corporal a través de toda la vida de la mujer; aunque la cantidad exacta varía mucho de mujer a mujer).

A pesar de que tendemos a pensar que el estrógeno es la única hormona faltante después de la menopausia, la verdad es que la progesterona y la testosterona a veces también están demasiado bajas en muchas mujeres. Los niveles de testosterona pueden disminuir o no, de hecho, en algunas mujeres se elevan. Sin embargo, la progesterona sí disminuye durante la perimenopausia, y provoca la mayoría de los síntomas causantes de problemas. Al principio de la perimenopausia, cuando síntomas como irritabilidad y dolores de cabeza están relacionados sobretodo con el tema del estrógeno, a menudo ayuda un suplemento de progesterona (natural, no sintética). Esto también es útil en la prevención de los accesos repentinos de calor en las últimas etapas de la menopausia, probablemente debido a que la progesterona es una hormona precursora que el cuerpo puede convertir en estrógeno. También puede aliviar la angina de pecho.

Aunque para algunas mujeres los síntomas de la menopausia son muy molestos (como mínimo); otras parecen pasar por la transición de la menopausia sin ningún problema. En cualquier caso, los síntomas no duran para siempre. Durante la perimenopausia los síntomas son más fuertes y luego disminuyen hasta desaparecer por completo en el transcurso del año que sigue al último período.

Variedad de síntomas

He aquí un resumen detallado de los síntomas más comunes que se presentan durante "el cambio". Pero, por favor, recuerde que no todas las mujeres experimentan todos los síntomas:

— *Los períodos irregulares* son las primeras señales de que la transición a la menopausia ha empezado, por lo general ocurren aproximadamente de dos a ocho años antes del último período menstrual de la mujer; en efecto, incluso mujeres muy exactas en sus periodos, pueden pasar varios meses sin menstruar. Aunque estos períodos irregulares son señal de que no está ovulando todos los meses, no significa que haya dejado *por completo* de ovular. Puede quedar embarazada hasta un año desde la última menstruación, por lo tanto, asegúrese de tomar medidas anticonceptivas si no es su intención tener un bebé en este momento de su vida. Créame, (sucede! Además, cuando una mujer se embaraza después de los cincuenta, aumenta el riesgo para la madre y el bebé.

— *Los flujos menstruales abundantes o escasos* son comunes.

— *Los accesos repentinos de calor* son el síntoma más común de la perimenopausia, pues casi el 85 por ciento de las mujeres los experimentan de una u otra manera. Este síntoma está en su punto más alto cerca del final de la perimenopausia. Muchas mujeres también tienen sudores nocturnos tan severos que las despiertan, alterando su sueño con frecuencia. (En la mayoría de las mujeres, los sudores nocturnos tienden a ocurrir entre las 3:00 y 4:00 de la mañana, aunque para las que se mantienen despiertas hasta altas horas de la noche, o que tienen una jornada de trabajo nocturna, se pueden presentar en otras horas).

Los accesos repentinos de calor y los sudores nocturnos son más fuertes en las mujeres que se encuentran bajo estrés emocional y en las que tienen una dieta alta en azúcares simples y carbohidratos refinados (como los que se encuentran en los pasteles, dulces, pan blanco, papas, pasta no integral, vinos, licores y cerveza). También son mucho más comunes en las mujeres después de una histerectomía con o sin extirpación de los ovarios.

— *Los cambios de humor* como la irritabilidad y la depresión son típicos indicadores de la perimenopausia. Son especialmente problemáticos para aquellas mujeres que ya experimentaron cambios de humor previos a sus períodos menstruales.

— *El insomnio* puede ocurrir durante esta etapa, aun sin sudores nocturnos.

— *La falta de claridad mental* (o "tendencias seniles") no es una señal de que la demencia se encuentra a la vuelta de la esquina, como temen algunas mujeres, sino que es un efecto temporal causado por los cambios hormonales de la perimenopausia. Estos cambios incluyen dificultad en la concentración y pequeños olvidos. La situación se asemeja a la falta de concentración que muchas mujeres experimentan después de dar a luz. Lo de "tendencias seniles" tiene la intención de hacer ¡que gire su atención hacia su interior y se enfoque en sí misma para variar!

— *Las palpitaciones* durante la transición menopáusica son padecidas por mujeres con altos niveles de hormonas del estrés, causadas, entre otras cosas, por niveles más elevados de ansiedad y miedo. Con frecuencia surgen por traumas del pasado y ahora usted tiene la fortaleza para resolverlos de una vez por todas. (Las palpitaciones pueden ser también una señal de desequilibrio de la tiroides). La angina de pecho también puede presentarse y se relaciona con la carencia de progesterona y la presencia de las hormonas del estrés.

— *Las migrañas* pueden presentarse más a menudo durante la perimenopausia, por lo general (pero no siempre), en mujeres que padecían de migrañas los días previos a su período. Con frecuencia son provocadas por la disminución de los niveles de progesterona.

— *La sensibilidad en los senos* puede ocurrir con mayor regularidad en mujeres que tuvieron esta experiencia premenstrual. (La sensibilidad en los senos muchas veces también es un indicio de falta de yodo).

— *La pérdida de masa ósea* puede ser un problema, en particular para aquellas mujeres que no llevan una dieta saludable ni practican ejercicios. (La pérdida de masa ósea también es un indicador de deficiencia de vitamina D). Todas las mujeres deben revisarse los niveles de vitamina D.

— *El hipotiroidismo* se produce en este periodo hasta en una cuarta parte de las mujeres. Por lo general, no tiene síntomas aparentes y puede ser diagnosticado sólo con exámenes adecuados. En muchas mujeres, la causa es la deficiencia de yodo. Para saber si es su caso, aplique por la mañana sobre su muñeca en una pequeña área, yoduro de amoníaco (también conocido como Iosol y disponible en **www.TPCSdirect.com**). (Las mujeres de piel oscura deben aplicarlo donde la piel es más clara). Debe ser visible al acostarse por la noche, 10 ó 12 horas más tarde. Si el yoduro Adesaparece" antes, es posible que necesite más yodo en su dieta. Lo puede obtener consumiendo algas marinas y mariscos, o tomando con regularidad Iosol una o dos gotas al día, o según se lo recomiende su médico. Otra estupenda fuente es Modifilan (**www.modifilan.com**), un extracto orgánico concentrado de algas marinas. A partir de ese momento, examine de nuevo su absorción de yodo cada seis semanas. *Nota:* reponer los niveles de yodo puede disminuir la necesidad de hormonas tiroideas, asegúrese entonces de vigilar los niveles de estas hormonas.

— *La fibrosis uterina benigna* (tumores no cancerígenos compuestos de músculo y tejido conjuntivo) aparece en un 40 por ciento de las mujeres.

— *Las variaciones en el deseo sexual* también son comunes. Contrario a la creencia popular, los cambios hormonales durante la menopausia en las mujeres sanas no reducen su deseo sexual. Sin embargo, en algunas mujeres, una reducción en la testosterona debida a medicamentos, cirugía o agotamiento suprarrenal, puede disminuir el deseo sexual. Los cambios en los niveles de estrógeno también atenúan el deseo sexual en algunas mujeres, además de provocar sequedad e irritación en la vagina haciendo doloroso el coito. (A propósito, es fácil mitigar esto con el uso de lubricantes o cremas de estrógeno de aplicación externa prescritas por el médico). No obstante, para las mujeres que llevan un año sin menstruar, liberarse de la preocupación de un embarazo no deseado, de hecho, puede ser un factor para *intensificar* el deseo sexual.

Durante la mediana edad también cambia la química del cerebro, repercutiendo en nuestra manera de pensar y procesar información. Por ejemplo, las mujeres maduras a menudo descubren que no sólo tienen sentimientos más intensos sobre la injusticia y la falta de equidad, sino que también están más dispuestas a opinar sobre estos temas. Ya que los lóbulos temporales en el cerebro se usan más, nuestra intuición se incrementa. Pero a diferencia de los síntomas en la lista anterior, los cambios en la química de nuestro cerebro son más permanentes: una señal de que realmente nos hacemos más sabias con el paso del tiempo.

Puede ser que también se dé cuenta que ahora tiene un deseo creativo más intenso, ya que su energía no se usa en sus períodos menstruales o en tener bebés. En su lugar, se convierte en un deseo ardiente de crear otras cosas, lo que sea, desde escribir un diario de poemas personales y dibujos hasta planificar un nuevo negocio exitoso. En esta etapa resurgen con una pasión renovada los sueños y los sentimientos que tenían mucho tiempo enterrados. Es como si su alma dijera: *Oye, ¿Qué pasa conmigo? ¿Cuándo me toca a mí?* Si ahora no hace algo en cuanto a sus sueños y deseos más íntimos, y en su lugar los aprisiona Cpor temor a perturbar o molestar a los miembros de la familiaC entonces, se le harán más difíciles los síntomas de la menopausia. Pero eso no es todo. También estará provocándose problemas de salud en el futuro.

En resumidas cuentas, después de la menopausia, nosotras, las mujeres, estamos destinadas a estar más en contacto con lo que en realidad nos importa; y nuestros cuerpos actúan como un barómetro de exactitud increíble, indicándonos qué tan estrechamente vivimos la vida en relación con los verdaderos deseos de nuestro corazón. Cuando nos desviamos del camino de lo que realmente queremos, sentimos un leve empujón para advertirnos que debemos realizar cambios para reestablecer el rumbo correcto. Si no hacemos caso, (el leve empujón se convertirá en un empellón!

Cuando observa la menopausia desde esta perspectiva, comprende que su cuerpo maduro está diseñado Divinamente para ayudarla a escoger lo que la mantendrá sana y feliz. ¿Qué más se puede pedir?

El sufrimiento se puede evitar

El nivel de aflicción de sus síntomas físicos y emocionales durante la perimenopausia depende de qué tan balanceado haya sido su estilo de vida con respecto a su bienestar en los años previos a este momento de su vida. Piénselo desde esta perspectiva: su cuerpo le ha regalado unos cuarenta años para organizarse. En la adolescencia, a sus veinte y treinta años, su cuerpo es increíblemente misericordioso. Si tiene mucho estrés, trabaja de más, si toma demasiado, fuma, no hace ejercicios o no tiene una buena dieta alimenticia, aún así puede mantener una salud más o menos buena.

Pero una vez que llegue a la mediana edad, su cuerpo no le permitirá seguir con este ritmo de vida, y a la larga, pagará las consecuencias. Entonces, ¿por qué no realizar los cambios positivos desde ahora? Las mujeres que llegan a la menopausia en estado de agotamiento emocional y carencia nutritiva, por lo general, sufren los síntomas perimenopáusicos más serios, sin mencionar la mala salud a medida que envejecen. Por otra parte, los estudios demuestran que las mujeres que se han estado alimentando de forma adecuada, haciendo ejercicios con regularidad y cuidando de sí mismas, son menos propensas a la pérdida de masa ósea, a la reducción del deseo sexual, problemas cardiovasculares, depresión, falta de memoria u otros desafíos frecuentes en la menopausia. Buenas noticias, ¿verdad?

Su mente también es un elemento clave para la facilidad con que realice esta transición. Sus actitudes, pensamientos, creencias y esperanzas afectan en gran medida lo que pueda experimentar en la menopausia. Le diré algo acerca de las mujeres de la tribu Kun del sur de África: disfrutan de una posición social más elevada después de la menopausia, en consecuencia, en lugar de temer la transición, la esperan con agrado. La aceptación de esta creencia es parte de su cultura. No es de extrañar que las mujeres de esta tribu no tengan síntomas menopáusicos; de hecho, ¡en su idioma no existen las palabras "accesos repentinos de calor"!

El cambio: cómo percibimos la mediana edad

Durante mucho tiempo la creencia común de la sociedad ha sido que la menopausia significa que usted está envejeciendo y, por lo tanto, su cuerpo se tiene que derrumbar. Pero, en realidad, nada podría estar más alejado de la verdad. Lo que usted está experimentando es lo que yo llamo "descomposición antes de la renovación". ¡Lo mejor está por llegar!

La transición menopáusica es una llamada de advertencia incitándola a realizar los cambios que la mantendrán en contacto con su fuerza vital (algunas veces llamada *chi* o *prana*). La verdad sobre esta etapa de la vida es que cuando usted tiene el valor para cambiar sus creencias y actitudes, con el fin de expresar su verdad y se atreve a cultivar el placer en lugar del estrés; tiene el poder para crear una vida de alegría sin restricciones, de abundancia ilimitada y salud vibrante. Por supuesto, esto definitivamente incluye tener el mejor sexo de su vida... Y, ¡eso si es algo prometedor!

CAPÍTULO UNO

¡No es el final!

El fin de nuestros años de procreación puede ser el término de una etapa, pero eso no significa que todo haya terminado y que hasta ahí llegamos. ¡Todo lo contrario! Aunque haya sido la visión por décadas, lo único que en verdad termina con la menopausia es la habilidad de la mujer para concebir un hijo de forma natural. (Uso el término *de forma natural* porque gracias a los últimos avances científicos, las mujeres posmenopáusicas pueden —con un poco de ayuda de la tecnología— quedar embarazadas e ¡incluso dar a luz!) En vez de ser un final, la menopausia es en realidad el comienzo de una etapa en donde podemos tener acceso a nuestro poder de una manera completamente nueva. Es la primavera de la segunda parte de nuestras vidas y muchas mujeres están descubriendo que ¡es la *mejor* parte de sus vidas!

Aunque la menopausia no es el final, ciertamente puede sentirse así algunas veces. La razón es simple: a lo largo de gran parte de la historia del hombre, la menopausia *sí* representaba el final para muchas mujeres. A principios del siglo XX, la expectativa de vida para las mujeres era solamente de cuarenta años.

La otra razón por la cual la menopausia puede parecer el final es porque es una época en que muchas de nosotras sentimos la necesidad de deshacernos de lo que no funciona en nuestras vidas, incluyendo trabajos, relaciones personales y estilos de vida que no complementan la totalidad de la persona en la que nos estamos convirtiendo. Liberarnos del pasado requiere de fe, y esto no es fácil. Pero según afirma el autor Joseph Campbell: "Tenemos que estar dispuestos a liberarnos de la vida que hemos planificado para obtener la vida que nos espera".

Nos espera aún *mucha* vida después de la menopausia. La expectativa promedio para las mujeres de hoy es ¡de más de ochenta años! No solamente vivimos más tiempo, sino que también lo hacemos más sanas que nunca. El número de casos de cáncer ha disminuido desde 1991; y por primera vez en la historia moderna, la cantidad de mujeres que mueren por enfermedades cardíacas ha disminuido en los últimos cinco años. Una mujer que hoy en día cumpla cincuenta años sin haber padecido de cáncer o de alguna enfermedad cardíaca, puede esperar vivir hasta los noventa y dos años. Según esta tendencia, algún día las mujeres ¡podrán vivir más años después de la menopausia que antes de ella!

Tampoco debemos temer la debilidad de nuestras mentes durante nuestros últimos años. Un estudio presentado en 2006 en una asamblea de la Sociedad de Neurología, demostró que el cerebro de una persona de ochenta y cinco años, con un entrenamiento adecuado, puede funcionar con tanta destreza como el de una persona de treinta años. ¡Buenas noticias!

A fin de cuentas, un declive físico y mental *no* es consecuencia natural del envejecimiento como nos han inducido a creer. En gran parte es consecuencia de nuestras *creencias* culturales respecto al envejecimiento y de las elecciones en nuestro estilo de vida. Sin embargo, esas creencias están cambiando muy rápido, ya que gran cantidad de mujeres nacidas durante la posguerra alcanzan la mediana edad. Según los cálculos llevados a cabo por el Departamento del Censo de los Estados Unidos, en la actualidad, uno de cada cinco adultos en este país, es una mujer de más de cincuenta años.

Eche un vistazo y verá lo que quiero decir: ¡nunca antes las mujeres maduras han sido tan fuertes en el aspecto emocional, tan poderosas en el aspecto económico, ni tan atractivas o hermosas en el aspecto físico!

Lo mejor es cada vez menos de nosotras necesitamos que nos persuadan de que así es. De acuerdo con las investigaciones citadas por Marti Barletta en *PrimeTime Women,* a seis de cada diez mujeres entre las edades de cincuenta y setenta años les gusta su imagen en el espejo. Y no sólo eso, sino que una enorme proporción —el 82 por ciento— de las mujeres en este grupo se siente mucho más joven que su verdadera edad, y el 59 por ciento cree que sus más grandes logros están por ser alcanzados. Es obvio que la imagen de la mujer menopáusica, marchita y acabada ya no existe.

No tengo más que ver a Edna, mi madre de ochenta y dos años, para comprobarlo. Casi a los setenta, recorrió a pie la pista forestal entera de los Montes Apalaches; y al llegar a esta edad, pasó tres meses en Alaska practicando el excursionismo y los recorridos en kayak. Unos años después, ella y su amiga Anne, tres años mayor que mi madre, escalaron las 200 cumbres más altas de Nueva Inglaterra. Hace unos pocos años, ella y una amiga de noventa años, escalaron el Monte Washington; y recorrieron el norte de Vermont con zapatos de esquí. ¡Estoy empezando a preguntarme si alguna vez llegará a la mediana edad!

Dando a luz de nuevo

Las molestias emocionales y físicas que muchas de nosotras experimentamos durante el período de la perimenopausia son, en realidad, los dolores de parto al dar a luz a nuestro nuevo y mejorado ser. Ahora sentimos el llamado biológico de orientar esta energía hacia nosotras mismas en lugar de usarla hacia todo y todos a nuestro alrededor, como solíamos hacerlo cuando estábamos criando a nuestros hijos y desarrollando nuestras carreras.

Si no puede imaginarse a usted misma en primer plano, véalo así: hay una razón por la cual los auxiliares de vuelo instruyen a las personas que viajan con niños, para que se pongan ellos *primero* las máscaras de oxígeno en caso de una emergencia. Usted no puede ayudar a *nadie* a menos que primero se ayude a sí misma, de lo contrario, *todos* pierden.

Para las mujeres que han disfrutado el desafío, la satisfacción e incluso la admiración de ser el centro de sus familias, en efecto, puede ser difícil renunciar a esta posición. Es de gran ayuda darnos cuenta que al actualizar nuestros papeles y renunciar a algunas riendas del control familiar, le estamos dando un buen ejemplo a nuestros hijos mayores. Qué maravilla mostrarles a nuestras hijas (nueras, nietas o sobrinas) un modelo ejemplar de la mediana edad cuya vida incluye libertad, realización y diversión en lugar de estar atoradas en los quehaceres o en un trabajo agobiante.

¿Le gustaría que sus hijos limitaran su verdadero potencial? ¡Por supuesto que no! Tampoco usted debe hacerlo.

Nuestro renacer puede causarnos perturbaciones. Puede requerir la desestabilización de nuestro estado existente, oponernos a lo establecido y decir *no* cuando antes habríamos dicho *sí* (o viceversa). Una gran parte de esta transición es dejar atrás lo que ya no nos sirve, por ejemplo: los roles y las relaciones personales que nos limitan y que toman más energía de la que nos dan.

He aquí un ejemplo de mi propia vida: para complacerme, me compré un Mustang descapotable, pero noté que en los días soleados mi hija también quería usarlo y se lo permití. Como madre, me encanta hacerla sentir feliz, pero si siempre cedía significaría que ¡yo nunca tendría la oportunidad de conducir el auto con el capote abajo! Entonces me di cuenta que hacer esto equivaldría a llevar a cabo un autosacrificio malsano. Así que al poco tiempo empecé a conducir mi descapotable cuando quería ¡y me sentí muy bien!

Cualquier cosa que no nutra nuestra alma, y no nos haga sentir vivas, debe salir del panorama de inmediato. En nuestra vida ya no hay lugar para estas cosas. De ahora en adelante, todo lo que pensemos, digamos o hagamos, nos mantendrá ocupadas viviendo con pasión y alegría o acelerará el deterioramiento y aumentará el riesgo de enfermedades o de la mala salud. Es nuestra elección.

Debe saber que esta limpieza emocional no se realiza una sola vez, sino que llega a ser una nueva forma de vida. Tan pronto comprenda que algo ya no funciona para usted, siempre tendrá la oportunidad de hacer una nueva elección, la que mejor le convenga.

El fuego purificador de la ira

La transición hacia la mediana edad, por lo general, se acompaña de emociones turbulentas. Una de las emociones que con frecuencia estimula el renacimiento personal es la ira. La ira es una señal de que ha estado tolerando cosas que no le han servido mucho ¡y no está dispuesta a soportarlo más! La ira de la mujer madura es el blanco de muchas bromas. Pero créame, esta ira es como combustible por reacción: es la energía necesaria para impulsarla a su nueva vida.

Una de las causas por la cual surge la ira es que sentimos una intensa necesidad de expresarnos y de ser escuchadas, a veces por primera vez en décadas. Muchas de nosotras, en algún momento de nuestra adolescencia, reprimimos nuestras verdaderas opiniones, cuando estábamos más preocupadas por la aceptación, ajustándonos y siguiendo las reglas. Ahora que estamos redefiniendo quiénes somos, no podemos ocultar lo que nos molesta y con buena justificación. Aunque estamos acostumbradas a pensar que la ira es algo negativo, en la transición hacia la mediana edad se puede considerar como una medida del poder de nuestra fuerza vital. De hecho, si los síntomas de la perimenopausia son los dolores de parto que experimentamos al dar a luz a nuestra verdadera personalidad en la mediana edad, entonces nuestra ira es el llanto de nuestro ser recién nacido que acabamos de parir.

El poder de la pasión en la mediana edad

La pasión es otra emoción que con frecuencia liberamos con una intensidad renovada en esta etapa de la vida. Muchas mujeres en la mediana edad sienten un entusiasmo cada vez mayor hacia actividades que previamente pospusieron y describen que sus vidas cambiaron positivamente cuando empezaron a involucrarse en cosas que las apasionaban. Estas actividades pueden ser: leer, ir al cine con amigos, viajar, montar a caballo, crear obras de arte, disfrutar de la naturaleza, escribir poemas, incluso redecorar (en otras palabras, cualquier cosa que disfruten y nunca antes se dieron el tiempo para realizarlas). También podemos incluir el voluntariado para una causa que sea más grande que nosotras mismas. Dirigir nuestros esfuerzos hacia el bienestar general es algo que puede mejorar y alargar la vida. Y aunque no lo crea, el bienestar que sentimos cuando retribuimos, ¡también puede repercutir en nuestra vida sexual!

Disfrutar de nuestras pasiones es una parte importante de nuestro paso a la mediana edad, porque nos ayuda a conectarnos a un profundo nivel espiritual y emocional con nuestro nuevo ser que está emergiendo. Estas actividades no son un lujo. Hacer lo que amamos y lo que nos brinda placer mantiene bien abastecida nuestra fuerza vital. En conclusión, es una etapa para encontrar nuestra dicha. Debe saber que cuando hace esto, ocurre algo de importancia vital: las mujeres que tienen como prioridad mantener una fuerza vital apasionada e intensa, se convierten en imanes que atraen a personas y circunstancias positivas. (¡Las estadísticas demuestran que además ellas añaden ocho años a sus vidas!) Entonces, mientras se está divirtiendo con todas estas cosas maravillosas que atrae a su vida, le estará enviando al universo señales que dicen: *¡Amo la vida y amo amarla, entonces envíame más de todo lo bueno!* El universo siempre responde, porque cualquier cosa a la que le preste su atención, crecerá. Y cuando enfoca su atención en atraer a su vida cosas divertidas y gratificantes, abre un canal para que más de lo mismo pueda entrar. ¡Así de fácil es!

De hecho, este sentimiento de estar enamorada de la vida misma es absolutamente vital si quiere tener una relación satisfactoria y apasionada con su pareja. A fin de cuentas, no puede dar lo que no tiene. Aumentar la pasión, la emoción y el entusiasmo en todas las áreas de su vida le ayudará también a aumentar la pasión en su relación actual o a atraer a una pareja con quien pueda tener una relación extremadamente emocionante. En otras palabras, antes de que pueda tener una relación apasionada con otra persona, tiene que estar previamente en una relación apasionada consigo misma y con su vida.

He aquí la razón por la que la pasión es de una importancia vital en su vida: cuando permite que entren en su vida la alegría y el placer, está más en contacto con su verdadero ser, y ese ser atraerá a otros hacia usted. Este ser auténtico es percibido como poderoso, hermoso y lleno de optimismo por aquellos que como usted tienen el mismo nivel de pasión en su vida. (Y créalo o no, ¡su esencia verdadera es mucho más atractiva que la persona que usted cree que debe ser o que la persona que usted quiere que los demás piensen que es!) Entonces, funciona así: las personas que aman la vida están enviando sus señales positivas, usted podrá reconocerlas tan fácil y ciertamente como ellas podrán reconocer las suyas. Lo que es similar, se atrae. ¡Es una de las leyes del universo!

Quiero enfatizar que no hay límite de edad para tener una relación apasionada de cualquier tipo, incluyendo una vida sexual apasionada. Aunque con frecuencia la sociedad nos hace creer que la menopausia significa la muerte del deseo sexual, esta manera de pensar definitivamente está pasada de moda. Mientras mantengamos una vibrante salud física y emocional, también podremos mantener una vida sexual vibrantemente sana. El paso por la menopausia no disminuye el deseo sexual en las mujeres sanas y felices. De hecho, el indicador número uno de un fuerte deseo sexual en la menopausia es tener una nueva pareja sexual, incluso en el caso de mujeres que previamente tuvieron una vida sexual poco satisfactoria.

Esto no significa que deba dejar a su pareja. Quiere decir que usted puede *convertirse* en una nueva pareja. Su cuerpo encontrará la manera, mientras su mente y su corazón estén dispuestos.

Otra clave importante para una vida sexual sana es que cualquier mujer, sin importar su edad, puede aprender a excitarse a sí misma. ¡Es verdad! Esto no solamente se puede hacer en la cama. El deseo sexual empieza con la idea y se alimenta con sus pensamientos y actitudes, así como con cualquier acción o respuesta física. No tiene que tener el cuerpo de una mujer joven para ser atractiva y deseable. ¡Sólo tiene que empezar a considerarse como una mujer deseable sexualmente! La doctora Gina Ogden, investigadora de la sexualidad humana, lo establece así: "La autoestima es la madre del deseo sexual y ese deseo puede madurar con la edad, como el buen vino".

Cuando tenga el valor para atravesar el fuego purificador de la perimenopausia, saldrá del otro lado y entrará en una vida que, ciertamente, la está esperando.

¡Y comprenderá que es mejor de lo que jamás habría podido soñar!

CAPÍTULO DOS

Experimente placer ilimitado

Nosotros, los seres humanos, nacimos para experimentar placer y alegría ilimitados. Es nuestra herencia. Buscar placer y permitirnos recibirlo con regularidad es absolutamente esencial para crear y mantener una salud emocional y física vibrante. Sí, es verdad, la búsqueda de sensaciones agradables *no* es una indulgencia. ¡Es una necesidad que reafirma la vida! El placer en sus muchas manifestaciones literalmente alimenta nuestra fuerza vital (nuestro *chi* o *prana*), de la misma manera que alimentamos una hoguera cuando le añadimos un leño.

Piense en la última vez que realmente estuvo inmersa en algo placentero: cuando sintió hasta la médula ese sentimiento agradable. Quizás fue saboreando un pedazo de chocolate fino, percibiendo el aroma del aire salado en la playa o recibiendo un exquisito masaje en la espalda. Cada persona tiene su propio perfil del placer y usted puede confiar en que sus sentidos le avisarán cuando haya encontrado el suyo. Recuerde la intensidad de su placer. (Si no puede recordar lo que es perderse en el gozo, pase cinco minutos con un niño de dos años). Cuando está absorta en la alegría del placer, en ese momento está renovando las células, incrementando la circulación sanguínea y creando buena salud en todos los niveles: cuerpo, mente y espíritu. En efecto, es posible que ahora mismo sienta como una inyección de salud con sólo imaginarse de nuevo esa experiencia maravillosa.

Otra manera de comprender el poder del placer como estimulante de la salud es imaginar lo que pasa en su ausencia. Piense en un momento en que se sintió exhausta. Probablemente, se sentía como si anduviera con el tanque vacío ¿no es así? Pues, adivine… ¡Así era! No le faltaba sólo la energía, sino la fuerza vital. Compárelas así: la energía es lo necesario para sobrellevar el día. La fuerza vital es lo necesario para impulsar sus acciones mientras sobrelleva el día. ¿Entiende la diferencia?

Ya que el placer alimenta su fuerza vital, usted se siente naturalmente atraída hacia él debido a su diseño divino. ¡Su cuerpo está programado para ser feliz! Pero antes de seguir adelante, permítame explicarle lo que *no* es el placer. El placer no es emborracharse, ni usar drogas, ni hacer cosas que la avergonzarán al día siguiente; tampoco significa renunciar a la familia y al empleo para vivir en un balneario o escaparse a una isla desierta. Aunque desenfrenarse de vez en cuando puede proporcionarle un estado de euforia temporal que alivie la tensión, drogarse, emborracharse o hastiarse de dulces no le proporcionará un placer permanente, ni una salud vibrante. Lo más seguro es que termine sintiéndose peor. Evitar la responsabilidad y arriesgarse física, emocional o aún financieramente, en realidad, menoscaba su habilidad para mantener sentimientos positivos.

Cuando recomiendo la búsqueda del placer, me refiero a aprender cómo reconocer y valorar las cosas que le brindan alegría permanente, luego adoptarlas en su vida de una manera deliberada y habitual. Considérelo desde este punto de vista: su cuerpo mismo fue concebido en el orgasmo: el placer más exquisito que el ser humano es capaz de experimentar. Desde esa perspectiva, ¿cómo sería posible que el placer no jugara un papel vital en el óptimo funcionamiento de su cuerpo?

Por qué el placer y la salud están relacionados

Así como cualquier máquina funciona mejor si está lubricada de manera adecuada, sus órganos (y el resto de su cuerpo) funcionan mejor cuando tiene pensamientos y siente emociones que le brindan placer o si se ocupa de actividades placenteras. Esto es cierto en varias maneras.

En primer lugar, experimentar placer mejora el flujo sanguíneo. Un flujo de sangre saludable es importante porque el flujo sanguíneo lleva nutrientes a todas las células de su cuerpo y transporta los desechos de las células. Es semejante a abastecer el refrigerador y sacar la basura a la vez.

Todo esto ocurre en virtud de un gas que se llama *óxido nítrico*. Cuando experimenta placer o se siente tranquila, vibrante y sana, se libera óxido nítrico en pequeñas cantidades, principalmente desde el recubrimiento de los vasos sanguíneos. Pero, por ser un gas, se difunde rápido en todas las direcciones, directamente por las paredes celulares. Es equivalente a una onda expansiva de correo electrónico que ocurre casi al mismo tiempo por todo su cuerpo. Esto resulta no sólo en mejor circulación, sino que además el óxido nítrico activa la producción de químicos especiales en el cuerpo llamados *neurotransmisores*. Los neurotransmisores pueden llevar un sin fin de mensajes entre el cerebro y el sistema nervioso, lo que ayuda a su cuerpo a funcionar y a sentirse mejor.

Uno de los neurotransmisores que aumenta con el placer se llama *betaendorfina*, que funciona como un tipo de morfina: mitiga el dolor y crea sentimientos de euforia. Eso no sólo mejora su estado de ánimo, sino que también le ayuda a lidiar de manera más eficaz con el estrés de la vida. Otro neurotransmisor que aumenta con el placer es la *prolactina* (también conocida como la hormona creadora de los lazos afectivos). La prolactina se libera cuando amamanta a un bebé, tiene un orgasmo e incluso cuando se reúne con buenos amigos. Hace que sienta un vínculo afectivo hacia la persona (o las personas) con quien comparte en ese momento. La prolactina refuerza los sentimientos de amor entre las madres y sus bebés, las mujeres y sus parejas e incluso entre amigos.

Al hablar del orgasmo y del sexo, quizás la prueba más obvia de que nuestros cuerpos fueron diseñados para el placer es la existencia del clítoris. Este pequeño órgano carnoso en forma de capullo está conectado con el tejido eréctil más profundo de la pelvis y se encuentra directamente encima de la abertura vaginal, cubierto y protegido parcialmente por una capucha de piel. A pesar de su tamaño externo pequeño (no más grande que el borrador de un lápiz), contiene 8,000 terminaciones nerviosas que aumentan la excitación sexual y, terminan originando un orgasmo.

Aunque algunas personas se equivocan al asumir que las mujeres orinan a través de este órgano, pensando que tiene una doble función como el pene del hombre, éste no es el caso. Las mujeres orinan por un pequeño agujero ubicado entre el clítoris y la vagina. El clítoris no tiene nada que ver con la acción de orinar, ni con la concepción ni la reproducción. En realidad, es el único órgano del cuerpo humano cuyo único propósito es el placer. (¡La máxima evidencia de que estamos programadas para el placer!)

Cada vez que siente placer en el área del clítoris, está inundándose de óxido nítrico, el cual como ya hemos visto, mejora la salud de todo su cuerpo de manera radical. En el próximo capítulo, hablaremos *mucho* más de cómo los efectos del óxido nítrico mejoran la calidad de vida, incluyendo cómo puede aumentar los niveles de esa molécula milagrosa en su cuerpo. Pero, por ahora, es suficiente que sepa que esta es otra manera más en que ¡el placer incrementa su salud en muchos niveles y de muchas formas!

Si alguna vez ha leído alguno de mis otros libros o ha acudido a mis charlas, sabe que menciono mucho el hecho de que su cuerpo tiene una sabiduría que compartir con usted. Si escucha el lenguaje de su cuerpo, por medio de los diferentes síntomas físicos que experimenta, podrá entender mejor el verdadero deseo de su corazón y crear una salud física y emocionalmente vibrante.

Bueno, señoras, ¡la verdad es que también nuestros orgasmos tienen una sabiduría que compartir con nosotras! Los orgasmos femeninos son, de hecho, una metáfora que ilustra cómo funciona el placer en nuestros cuerpos y en nuestras vidas.

Déjenme explicarles lo que quiero decir con esto. En primer lugar, usted no puede experimentar un orgasmo cuando está tensa y molesta. Incluso, no es suficiente sólo estar relajada. Para alcanzar el clímax, tiene que entregarse por completo al placer. Debe dedicarse por completo a la sensación del placer o no verá estrellitas. ¡Así de simple!

Esto requiere que piense menos con la cabeza y que sienta más con el cuerpo. No se puede forzar a tener un orgasmo con la mente, pero al dormir, los lóbulos frontales del cerebro están apagados y no sólo es posible, sino también normal alcanzar el clímax mientras sueña. ¡Esto es una prueba de que su cuerpo sabe cómo recibir semejante placer! Sólo tiene que aprender a permitir que esas 8,000 terminaciones nerviosas del clítoris funcionen (así como los demás circuitos de placer en el cuerpo a las que se encuentran conectadas, como el punto G o "el punto sagrado" que se encuentra justo detrás del hueso púbico en la parte superior de la vagina), para que pueda experimentar tanto placer como sea posible. No hay límite en el deleite sensual. Incluso, ¡puede aprender a llegar a ser multiorgásmica!

Es lo mismo que cultivar la alegría en su vida. Si realmente desea la magia renovadora del placer, tiene que estar abierta, confiar y dejar que inunde su ser. ¡El viaje comienza simplemente al advertir y disfrutar la sensación de la brisa suave en la piel!

Ya que con frecuencia las mujeres necesitan tiempo para excitarse y alcanzar el clímax, algunas creen que hay una falla en el sistema o que el diseño no funciona como debe de ser. *Pero, la verdad es exactamente lo contrario.* Lo que su cuerpo quiere decirle con toda su sabiduría es que está bien, ¡que tome su tiempo! Su cuerpo está diseñado para la vía lenta, no para el atajo rápido. Usted merece todo el amor y la atención necesarios para llegar allí. De hecho, la clave para experimentar más placer orgásmico es, irónicamente, aprender a disfrutar cada caricia y sensación a lo largo del proceso sin pensar nunca en el "objetivo" del orgasmo. Usted alcanza la cumbre en el placer y la salud no a través de una solución rápida, sino a través de la atención prolongada de larga duración en cultivar el placer. Esto es tan cierto en la vida como bajo las sábanas.

Por qué rechazamos el placer

¿Acaso no es ese el mensaje que hemos recibido de la sociedad? Por desdicha, la mayoría de nosotras estamos acostumbradas a pensar en el placer como un postre que sólo podemos comer si tenemos tiempo, dinero y espacio, en lugar de ser uno de los grupos principales de comida. Para la mayoría de nosotras la búsqueda del placer en nuestras vidas no es una prioridad, porque nuestra cultura hambrienta de placer nos disuade. Decimos que no tenemos tiempo y que hay otras cosas mucho más importantes. Incluso, sólo *pensar* en hacer algo exclusivamente para nuestro propio placer nos hace sentir culpables. (¿De dónde cree que viene la expresión "todo placer tiene un precio"?)

Definitivamente, nuestra cultura (o a veces nuestra familia) exalta el dolor y el sufrimiento. De hecho, muchos individuos tratan de superarse mutuamente en este sentido. ("Eso no es nada", o dicen algunos después de escuchar una historia espeluznante. "¡Escucha lo que me ocurrió a mí!") A fin de cuentas, vivimos en una sociedad donde uno de los lemas más importantes es: "El que quiere azul celeste, que le cueste".

La sociedad enseña que la sangre, el sudor, las lágrimas son valiosos, y que es sagrado sufrir y hacerse el mártir. Esto es cierto a medias. De hecho, mucho trabajo y esfuerzo ciertamente pueden ser buenos para cualquiera. Cuando se lleva al máximo de su potencial, sobrepasando lo que consideraba sus límites, se beneficia enormemente. Pero el sufrimiento nunca ha sido una parte necesaria de la ecuación. Convertirlo en un estilo de vida o llevarlo como una condecoración de honor, no hace nada más que atraerle más desventuras. Ser un mártir nunca ha hecho a nadie una persona mejor (con la excepción de Juana de Arco y ¡mire lo que le pasó!).

La clave es el equilibrio. Demasiado de *cualquier cosa* no es bueno para usted y esto incluye trabajar mucho y esforzarse demasiado. Cuando trabaja mucho, se exige demasiado a sí misma y se estresa por cualquier cosa que piensa que *tiene* que hacer, en lugar de considerar seriamente lo que su corazón *añora*, se está haciendo un gran daño. Cuando este desequilibrio perdura lo suficiente, con frecuencia, el resultado es un gran desastre para el bienestar personal.

El efecto de negarse placer o rechazarlo es similar a lo que ocurre cuando retiene el aliento. Al principio, se siente incómodo y luego, se vuelve realmente desagradable mientras su cuerpo reclama lo que necesita. Puede fácilmente imaginar lo que pasaría si le negara aire a su cuerpo. Pero quizás no se dé cuenta que al negarse placer, está haciendo algo que es similarmente dañino.

Informe de daños

El daño ocurre de esta manera: cuando lleva una vida de mucho estrés y no se concentra en atraer placer a su vida de manera regular, su cuerpo produce hormonas del estrés que limitan el flujo sanguíneo y, por lo tanto, sus niveles de óxido nítrico bajan vertiginosamente. Como resultado, también bajan los niveles del neurotransmisor betaendorfina (similar a la morfina). Es probable que se sienta triste, deprimida y hasta enojada o nerviosa. Se irrita con facilidad. Es probable que busque algo que le haga sentir mejor.

A menudo elige una solución rápida y placentera a través de dulces sin valor nutritivo, alcohol, café, cigarrillos o drogas. Puede que se diga a sí misma que se merece este gusto por lo mucho que trabaja o por estar bajo gran estrés. Y puesto que de verdad se siente mejor momentáneamente después de comer una rosquilla o tomar vino, se convence que en realidad le ayuda. Pero lo que de veras ocurre cuando se desenfrena con la comida, el cigarrillo, el acohol o las drogas (incluso el sexo sadomasoquista) es que se está anestesiando para no sentir emociones desagradables y a veces quizá hasta para evitar un dolor desgarrador. Y cuanto más use estas soluciones rápidas, terminará anestesiada por completo.

Esta clase de "ayuda" resulta contraproducente a largo plazo, porque su cuerpo se acostumbra a las sustancias que elige para cambiar su estado de ánimo y después necesita más para alcanzar el mismo efecto. Esto se convierte en un círculo vicioso y ¡no es el mejor camino hacia la buena salud! De hecho, así es como empiezan las adicciones y las enfermedades. Buscar el placer y permitirse recibirlo en su vida cotidiana, por otra parte, produce resultados significativamente mejores y más duraderos.

Diciéndole sí al placer

Entonces, ¿cómo invita a entrar a la alegría y al placer en su vida diaria? ¡Impregnando su mente y su cuerpo en un constante suministro de óxido nítrico! Y hay muchas maneras de hacerlo sin requerir el uso de drogas, alcohol o azúcar. Estas incluyen cualquier cosa que le proporcionen placer perdurable y una salud vibrante en su cuerpo. Además de ir en pos de lo que la apasiona, esta lista incluye hacer ejercicios, meditar y tener orgasmos. (Al momento de alcanzar el orgasmo hay una explosión del óxido nítrico vivificante, la cual también incrementa los niveles de los otros neurotransmisores que la hacen sentir bien).

Participar con regularidad en una o varias de estas actividades mantiene elevados sus niveles de óxido nítrico. Pero el truco es la palabra *regularidad*. Es como depositar dinero en su cuenta de ahorros para la jubilación: si sólo realiza un depósito de vez en cuando no le va a ayudar mucho en realidad, a menos que sea lo bastante disciplinado para realizar una contribución anual. ¡Se sentirá satisfecha y sorprendida al ver lo mucho que ha aumentado su saldo! Entonces, he aquí las buenas noticias: el placer (incluyendo el sexo y específicamente el orgasmo) no es solamente diversión. Es una parte de la forma en que su cuerpo restablece su rejilla electromagnética para mantener el bienestar y la salud vibrante.

¿Está lista para empezar? Puesto que su cuerpo fue diseñado para el placer, los pasos para experimentar más placer son muy fáciles:

1. **¡Desearlo!** Debe dejar a un lado cualquier sentimiento de culpabilidad que todavía pueda tener relacionado con la búsqueda del placer. Esperamos que a estas alturas ya reconozca que el placer es una necesidad reafirmante de la salud, en lugar de un pecado que debe resistir.

2. **¡Saber que lo merece!** Si cree que nosotras como seres humanos estamos programadas para buscar el placer, debe entender que usted personalmente lo merece. El placer y la alegría no sólo son para los

demás, también son para usted. A fin de cuentas nació con un clítoris. ¡No hace falta agregar nada!

3. ¡Creer! Sí. Usted *puede* aprender a atraer más placer a su vida diaria. Y sí, su cuerpo *responderá* al placer con una salud óptima.

4. ¡Superar su resistencia! En cualquier momento en que sus dudas empiecen a surgir, sea consciente de ellas, y luego elija el placer. Puede ser difícil reprogramarse para pensar que sentir alegría es un derecho que tenemos al nacer en lugar de un lujo pecaminoso, pero con la práctica se vuelve más fácil. Pronto verá y sentirá los resultados, ¡incluyendo más brillo en sus ojos, una piel reluciente y un caminar ligero!

5. ¡Aprender a recibir placer y a adoptarlo en su vida! Si alguien le ofreciera cien billetes de un dólar sin ningún compromiso y también le dijera que hay un suministro ilimitado para todos, ¿tomaría sólo unos cuantos y se marcharía? Puede parecer un escenario ilógico, pero eso es lo que ocurre cuando se entrega a medias a sus deseos: sólo obtiene a cambio un poco de alegría y beneficios.

La esperan la plenitud de su pasión y placer para que los reclame. Y cuando lo haga, su mundo cambiará positivamente, se lo garantizo. ¿Qué está esperando?

CAPÍTULO TRES

Descubrir la conexión placentera con el óxido nítrico

Para experimentar la mayor cantidad posible de placer (sin mencionar el mejor sexo que jamás haya tenido en su mediana edad y en su futuro), debe seguir un estilo de vida que incremente la producción de una asombrosa molécula llamada óxido nítrico (ON). Esta molécula simple está constituida de un átomo de nitrógeno y un átomo de oxígeno. Cuando es producido en el medio ambiente por los motores de los automóviles y las centrales eléctricas, el óxido nítrico es un contaminante del aire. Pero no deje que eso la asuste porque el óxido nítrico que se produce en su cuerpo es extremadamente beneficioso.

El óxido nítrico es un radical libre y la mayoría de ellos atacan las células y causan daño, por esa razón, normalmente los médicos aconsejan a sus pacientes que se protejan de ellos. Pero así como hay colesterol bueno (HDL) y colesterol malo (LDL), los científicos en el área de la medicina han descubierto que también hay radicales buenos y malos. (A propósito, no confunda el óxido nítrico con el óxido nitroso, un tipo de anestesia que utilizan algunos odontólogos, comúnmente conocido como gas hilarante.)

El óxido nítrico es especial porque sencillamente restablece la red de transporte de energía eléctrica y reinicia su cuerpo, del mismo modo que usted reinicia la computadora para que funcione mejor. Cuanto más óxido nítrico produzca su cuerpo de manera habitual, más feliz y sana será en muchos niveles. El óxido nítrico es la madre de todas las moléculas del "bienestar" y esto ¡no es ilegal, inmoral ni engorda! De hecho, es todo lo contrario. Es perfectamente natural, incrementarlo es fácil (y divertido) una vez que sepa cómo hacerlo, y esta es la clave para desarrollar y mantener una salud óptima. ¡Considérelo su arma secreta para la buena salud!

Ferid Murad, médico y doctor en filosofía, uno de mis colegas y consejero médico para este libro, compartió el Premio Nobel de Medicina en 1988 por la investigación que lo condujo al descubrimiento de que el óxido nítrico es una molécula que transmite información en nuestro cuerpo. Esto significa que si su cuerpo produce suficiente óxido nítrico, sus células permanecen sanas y en buen funcionamiento, pero si sus niveles no son lo suficientemente altos, sus células empezarán a destruirse creando un escenario de achaques, dolencias y el tipo de enfermedades degenerativas que están asociadas con el envejecimiento como la diabetes, enfermedades cardiacas, cáncer y artritis. Déjeme explicarle cómo surgió este libro.

El doctor Murad escribió un libro titulado *The Wellness Solution* en conjunto con el doctor Edward A. Taub, un pionero en el campo de la buena salud y con David Oliphant, un lanzador de las ligas menores para los Yankees de Nueva York y los Dodgers de Los Ángeles, quien llegó a convertirse en un icono publicitario. Sus colaboraciones llegaron a la asombrosa conclusión de que el óxido nítrico ¡es la chispa de la vida! Yo ya había escrito acerca de la importancia del óxido nítrico en libros anteriores, pero su intrépida visión me llevó a verlo bajo una nueva luz. La molécula en sí determina el buen estado físico, emocional, espiritual y sexual en las mujeres menopáusicas (y en todas las personas). ¡Caramba!

Hablamos acerca de poner en práctica mi idea sobre el óxido nítrico para escribir un libro muy necesario con consejos explícitos sobre cómo tener mejores relaciones sexuales y más placer después de la menopausia, todo esto respaldado por una investigación científica ganadora del Premio Nobel. Desde entonces, somos colegas y les pido opiniones en sus áreas de especialización.

Qué es el óxido nítrico y en qué consiste su magia

El óxido nítrico es un gas invisible e inodoro que su cuerpo produce principalmente en el recubrimiento de sus vasos sanguíneos en el endotelio, una capa extremadamente delgada pero muy importante. Otras áreas de su cuerpo también producen óxido nítrico, incluyendo las células de los pulmones, los glóbulos blancos y las neuronas (las células nerviosas del cerebro).

La producción del óxido nítrico causa que se relajen los músculos lisos de las paredes de sus vasos sanguíneos. (Así es, ¡hasta sus vasos sanguíneos tienen músculos!). Cuando esos músculos están relajados, los vasos sanguíneos se abren o se ensanchan, permitiendo que más oxígeno (vital) y otros nutrientes lleguen a su corazón, cerebro y todos los demás órganos. Suficiente óxido nítrico mejora la circulación sanguínea a través de todo su cuerpo. Es el mismo efecto que produce añadir carriles adicionales en la autopista durante las horas de tránsito intenso, en vez de los embotellamientos usuales, todo se mueve más rápido y fluye naturalmente, y como resultado: ¡todos estamos más felices!

Algunos medicamentos también dependen del óxido nítrico. Por ejemplo, la nitroglicerina, un medicamento bajo receta libera óxido nítrico, aumentando el flujo sanguíneo al corazón, lo que a su vez, alivia los dolores en los pacientes con angina de pecho. El mismo principio funciona en medicamentos como el Viagra, el cual ayuda a los hombres a alcanzar y mantener erecciones. En esta clase de medicamentos, el óxido nítrico es liberado de las células nerviosas en los vasos sanguíneos del pene. Eso relaja los vasos sanguíneos, lo que permite más corriente sanguínea y, de este modo, mejores erecciones. Afortunadamente, el óxido nítrico hace mucho más que aliviar dolores de pecho y facilitar erecciones, ya que el cuerpo lo produce de forma natural, ¡usted no tiene que ingerirlo como un medicamento para obtener sus beneficios!

Usted podría imaginarse que ampliar la capacidad de los vasos sanguíneos y mejorar la circulación reducirían la alta presión sanguínea, y tiene razón. Pero eso no es todo. Ya sabemos que todas las enfermedades, incluyendo las enfermedades fatales más mortales como las del corazón, embolia, cáncer y diabetes, están asociadas con la inflamación celular que restringe la corriente sanguínea al reducir los niveles de óxido nítrico. Por otra parte, todo aquello que mantenga sus vasos sanguíneos suaves, elásticos y abiertos también ayuda a prevenir la inflamación celular y todas las enfermedades degenerativas crónicas con las que se asocia. El resultado final es un cuerpo sano y joven. ¡Toda una maravilla!

Aún hay más. Puesto que el óxido nítrico es un gas, puede pasar directamente a través de las membranas de sus células sin que las paredes celulares se lo impidan. Esto es importante pues el óxido nítrico que se produce en las neuronas en su cerebro, actúa como un tipo especial de neurotransmisor, envía mensajes fácil e instantáneamente de un hemisferio de su cerebro a otro. Esto incluye las partes "pensantes" (usadas para tomas acciones conscientes como decidir recoger algo o caminar hacia el otro lado del cuarto) y las partes "no pensantes" (regulan el sistema nervioso autónomo que controla el ritmo cardiaco, la presión sanguínea, la respiración y todas esas cosas que el cuerpo hace sin que usted tenga que pensar en ello).

Eso es bastante significativo (lo abordaré más adelante en este capítulo), ya que su cerebro consciente "pensante" siempre le está hablando a las partes "no pensantes" del mismo que controlan las funciones de su cuerpo. Simplemente, usted no está consciente del efecto poderoso que su cerebro (y pensamientos) consciente tiene sobre las partes no pensantes de su cerebro ¡que controlan su salud! Resulta que el óxido nítrico es la molécula que hace la conexión instantáneamente. Cuando piensa: *¡Soy capaz y estoy dispuesta a realizar un cambio positivo!* este sentimiento poderoso y saludable, espontáneamente, ¡envía niveles elevados de óxido nítrico a todos los órganos de su cuerpo!

El óxido nítrico no sólo envía mensajes desde su cerebro a cada parte de su cuerpo para ayudarla a mantener una salud óptima, desde su corazón y pulmones hasta sus huesos y músculos, sino que también envía señales que permiten que su cuerpo mantenga la salud al resolver problemas. Por ejemplo, puede indicarle a los glóbulos blancos que combatan las infecciones y erradiquen los tumores, puede iniciar la regeneración del tejido lesionado e incluso puede reducir las adhesividades de los coágulos sanguíneos que pueden provocar ataques de corazón o embolias. No sólo eso, el óxido nítrico también transmite mensajes de todo su cuerpo a su cerebro, avisándole así que sus mensajes iniciales han sido recibidos y cumplidos.

Por supuesto, hay otros neurotransmisores en el cerebro, además del óxido nítrico, que viajan a todas las partes del cuerpo, pero he aquí la ventaja que tiene el óxido nítrico: por ser un gas, las moléculas del óxido nítrico se difunden rápidamente en todas las direcciones al mismo tiempo, en lugar de afectar sólo a las neuronas cercanas cuando transmiten la información.

En otras palabras, el óxido nítrico envía sus mensajes de salud y bienestar casi instantáneamente a través de todo su cerebro y su cuerpo. Es como la diferencia entre usar un sistema de sonido de vanguardia para comunicarse con una multitud, y llegar hasta los que se encuentran hasta en la última fila, o jugar al "teléfono descompuesto" esperando que cada persona repita el mensaje clara y eficazmente sin modificarlo en el proceso. No es difícil imaginar cuál de las dos maneras preferiría usar para comunicar exitosamente un importante mensaje, ¿verdad?

El óxido nítrico produce su magia incluso al principio de la vida. Investigaciones realizadas sobre los erizos de mar en la Universidad de Stanford demuestran que cuando se unen el esperma y el óvulo, de inmediato se produce óxido nítrico y se libera primero en el esperma y después en el óvulo. Esta descarga de óxido nítrico que provoca la liberación vital del calcio, es necesaria para que el nuevo óvulo fertilizado empiece el proceso de división y se convierta en embrión. Los investigadores creen que es probable que este proceso funcione casi de igual manera en los seres humanos.

Los últimos descubrimientos también indican que suministrar óxido nítrico a los pulmones de los bebés prematuros, puede salvarles la vida. (De manera interesante, la luz blanca de la que tanta gente habla cuando tiene una experiencia cercana a la muerte, es también causada por una explosión de óxido nítrico, lo que me hace creer que la energía que nos introduce en nuestros cuerpos físicos, también está presente cuando lo abandonamos. Esta idea en verdad puede ayudarnos a confiar en el proceso de la vida.)

El óxido nítrico es, literalmente, la chispa de la vida, el equivalente físico de la energía vital, *chi* o *prana*. Es lo que nos infunde la vida en primer lugar y luego, a través de nuestra vida, le dice a las células que vivan o mueran, que florezcan o perezcan. Si podemos aprender a elevar los niveles de óxido nítrico de manera natural y habitual, en verdad podremos experimentar una salud vibrante cada día de nuestras vidas. ¿A quién no le gustaría eso? ¡A mí, sí!

Obtener suficiente óxido nítrico

Entonces, ¿cómo podemos elevar y mantener nuestros niveles de esta molécula milagrosa? Es una pregunta muy importante, porque la verdad es que la mayoría de los estadounidenses no tiene suficiente óxido nítrico en sus cuerpos, especialmente al envejecer. Factores como obesidad, falta de ejercicio, mala nutrición, fumar y altos niveles de estrés, disminuyen nuestros niveles de óxido nítrico. Y eso a su vez, nos hace más vulnerables a las enfermedades y a la mala salud.

Las buenas noticias son que no importa lo reducidos que estén sus niveles de óxido nítrico en este momento, puede empezar a hacer algo para elevarlos de manera significativa. El primer paso es llevar un estilo de vida sano que incluya elegir pensamientos positivos y contar historias positivas sobre usted misma, tales como: *Cada día está lleno de oportunidades gozosas*. Esto es exactamente lo contrario de asumir "el papel de víctima". Es esencial estar en contacto y aprender cómo expresar todas sus emociones de forma sana, incluyendo la tristeza, los miedos y la ira. Entonces, cuando esté enojada, siéntalo y expréselo (sin lastimar a nadie). Luego, tómese un momento para descubrir por qué se siente así y después tome medidas para cambiar su reacción ante la situación. Además, tome acciones para cambiar la situación cada vez que sea posible.

Asuma que esta posición empoderada en la vida, es el primer paso que la conducirá automáticamente a cambios perdurables en su estilo de vida, por ejemplo: consumir alimentos nutritivos, mantener un peso saludable, beber suficiente agua, tomar los suplementos adecuados (altos en antioxidantes), dejar de fumar, dormir lo suficiente, reducir el estrés e incrementar el placer. En los siguientes capítulos, cubriré cada una de estas áreas con más detalle, pero por ahora, es suficiente saber que usted puede asumir el control de su salud y mejorarla, no importa cuál sea su punto de partida. Entonces, ¡ánimo!

Dependiendo de su estado de salud actual, es posible que también deba trabajar con un profesional médico para controlar ciertas condiciones como el colesterol alto, un perfil de lípidos bajos, alta presión sanguínea y diabetes, todas las cuales pueden contribuir a niveles bajos de óxido nítrico en su cuerpo. Por favor, entienda que hay muchas alternativas medicinales naturales buenas para estas condiciones; sin embargo, las medicinas bajo receta pueden ser a veces necesarias.

En la medida que aprenda el proceso para incrementar sus niveles de óxido nítrico de manera natural, recuerde esto: la creación de niveles óptimos de óxido nítrico requiere un verdadero compromiso para cambiar su vida. El óxido nítrico no se puede ahorrar, como lo hace con el dinero en el banco, y luego sacarlo cuando lo necesite. El período de vida de esta increíble molécula es de sólo ¡unos pocos segundos! Se produce en el acto, a medida que se necesita, si las condiciones son adecuadas. Para alcanzar y conservar una salud óptima, su cuerpo debe seguir produciendo óxido nítrico de manera habitual. Es un recurso renovable, porque su cuerpo es capaz de producir cantidades ilimitadas, pero no ocurre automáticamente. Debe aprender a cultivarlo. Y, recuerde que una *gran* parte de la optimización de la producción del óxido nítrico incluye enfocarse más en atraer más placer a su vida, no lo considere comos una proeza imposible de lograr, ¡es mucho más fácil de lo que cree!

La conexión entre mente y cuerpo y el óxido nítrico

Es importante reducir el estrés para elevar los niveles de óxido nítrico porque las emociones negativas como la ira, el dolor, los desengaños, los miedos y las preocupaciones agotan el óxido nítrico. De hecho, los científicos sospechan que es un círculo vicioso y que niveles insuficientes de óxido nítrico pueden también provocar emociones negativas. Entonces, es esencial para una salud óptima, aprender cómo salirse de esta espiral en descenso.

Lo contrario también es cierto: aumentar su placer (con pensamientos positivos y placenteros) incrementa el óxido nítrico en su cuerpo. Actividades como el yoga, los masajes, la acupuntura, la música tranquilizante y la risa (especialmente las carcajadas fuertes), han demostrado estimular la producción de óxido nítrico, ¡sin mencionar los orgasmos y el sexo!

A su vez, cantidades adecuadas de óxido nítrico parecen provocar emociones positivas incluyendo no sólo la alegría, sino también la adaptabilidad, el vigor y la esperanza. Así, el placer aumenta el óxido nítrico y el óxido nítrico aumenta el placer. ¡Es una espiral ascendente que debe tratar de conseguir!

La razón por la cual el óxido nítrico sirve como un puente entre su cuerpo y su mente, tiene que ver con su habilidad única para conectar las partes normalmente no conectadas del cerebro a las cuales me he referido anteriormente en este capítulo. Si la parte "pensante" de su cerebro está en estado positivo (porque está experimentando placer o simplemente está pensando de manera positiva), entonces el óxido nítrico puede transmitir señales positivas a la parte "no pensante" de su cerebro. En respuesta, la parte "no pensante" (que controla funciones tales como la respiración y el ritmo del corazón), envía señales que disminuyen el estrés a través de todo su cuerpo. El óxido nítrico también envía sus señales vivificantes a las partes inconscientes de su cerebro donde reside el instinto.

Un buen ejemplo de cómo funciona todo esto es el efecto placebo del que tanto se habla: la autocuración que ocurre cuando cree que una sustancia que toma o un tratamiento que recibe es un medicamento o un procedimiento efectivo, aunque en realidad sea totalmente inefectivo (como una simple píldora azucarada o una inyección salina). El efecto placebo no es poco común, los investigadores dicen que ocurre en un tercio y hasta tres cuartas partes de los casos.

El doctor Herbert Benson, pionero en medicina mente-cuerpo de la Escuela de Medicina de Harvard, cree que el óxido nítrico es la clave de cómo y por qué funciona el efecto placebo. Las emociones positivas y esperanzadoras que siente un paciente cuando está tomando una medicina y cree que podría beneficiarlo, provoca un aumento del óxido nítrico en su cuerpo y los niveles más elevados de óxido nítrico, a su vez, tienen un efecto positivo en su salud, a pesar del hecho de que el medicamento no contenga ingredientes efectivos.

Las investigaciones de Benson con el óxido nítrico van todavía más allá. Él sugiere que niveles más elevados de moléculas de óxido nítrico en el cerebro, también pueden provocar aspiraciones que nos conducen a tener profundas experiencias espirituales.

Veamos todo esto en conjunto: la producción de niveles adecuados de óxido nítrico no sólo fortalece nuestra salud física sino también emocional y espiritual.

En otras palabras, cuidar bien su cuerpo y estar verdaderamente dispuesta a recibir placer (aumentando así el óxido nítrico), logra lo siguiente:

- Ayuda en el proceso de sanación, fortalece el sistema inmunológico, previene enfermedades degenerativas, la mantiene físicamente fuerte y sana mientras envejece.

- Mejora no sólo su estado de ánimo sino también su perspectiva de la vida, renovando el sentido de esperanza y fortaleciendo la decisión de tomar control de su salud y de su vida.

- Nutre su espíritu y, de esta manera, fortalece su sentido de ser parte de algo mucho más grande que usted misma. Incluso puede llevarla a experiencias espirituales profundas.

¿Lista para empezar? ¡Creo que sí!

CAPÍTULO CUATRO

Cómo alcanzar los máximos niveles del vivificante óxido nítrico

El incremento de sus niveles de óxido nítrico implica seis pasos importantes que involucran su cuerpo, su mente y su espíritu:

1. Relacionarse en lo posible solamente con personas positivas.
2. Consumir alimentos nutritivos, hacer ejercicio y mantener su peso.
3. ¡Sentirse orgullosa de sí misma!
4. ¡Avanzar siempre, nunca un paso atrás!
5. Comprender que usted es lo que cree que es.
6. Entender que el sexo y la salud van de la mano.

Puede ser que ya haya dominado algunos de estos pasos, mientras que ni siquiera haya considerado otros. Debe saber que no importa en cuál de ellos esté ahora mismo, es importante seguir esforzándose. ¡No es algo que pueda lograr en un fin de semana! Ni debe esperar la perfección en cuanto a sus esfuerzos. Como tantas otras cosas en la vida, llevar a cabo estos pasos es un proceso.

Habrá progresos y retrocesos: es normal. No se aflija. ¡La clave es avanzar siempre y disfrutar al máximo cada paso del viaje!

1. Relacionarse en lo posible con personas positivas

Una de las formas más importantes e inmediatas para elevar sus niveles de óxido nítrico es cambiar su forma de pensar. Los pensamientos son más que sólo palabras que se emiten en su mente. Literalmente, son el impulsor de la creación de su realidad (incluyendo su salud física). Tener pensamientos positivos y optimistas se relaciona con niveles más elevados de óxido nítrico, lo cual redunda en mejor salud. Lo opuesto también es cierto: el estrés, los resentimientos crónicos, la tristeza, las desilusiones, los miedos y la ira disminuyen sus niveles de óxido nítrico y pueden hacerla vulnerable a las enfermedades. El estrés excesivo no nos aporta nada bueno.

Una de las mejores formas de permanecer en este estado mental sano y beneficioso es rodearse de personas que piensen como usted, que apoyarán su decisión de tener pensamientos positivos. ¿Recuerda el refrán: "Dios los crea y ellos se juntan"? ¡Es cierto! ¿Ha compartido con personas alegres y positivas que la hacen sentir bien con el sólo hecho de estar con ellas? Es como si su estado de ánimo fuera contagioso. La hacen sentir más tranquila, más feliz y con más esperanzas, aunque su día haya empezado mal.

Lo opuesto también es cierto. Pase tiempo con alguien negativo, que siempre esté quejándose de algo y siempre espere lo peor, y empezará a sentir que atrae la mala suerte. Se sentirá rendida, exhausta y pesimista. Recuerde que lo similar se atrae, y decida de qué tipo de personas y situaciones desea rodearse.

Esto no quiere decir que usted nunca deba acongojarse ni enojarse. Disfrazar estas emociones humanas y normales con una cara feliz no es necesario ni funciona. Tampoco le estoy sugiriendo que se convierta en una persona excesivamente optimista que vive en la negación total, pues esto tampoco es bueno para su salud.

Lo que *sí* sugiero es que no se atore en sus sentimientos negativos. (¡Es como sumergirse en el agua sucia de su tina durante días!) Más bien, sienta *todas* sus emociones, experiméntelas plenamente y déjelas fluir por su cuerpo como cuando la cubre una ola en la playa antes de retroceder al océano.

Todos enfrentamos el dolor y la desilusión. Es parte de la vida. Pero lo que derrumba por completo a algunas personas apenas perturba a otras. Su habilidad para llevar una vida sana y feliz depende más de su percepción de los eventos que se desarrollan a su alrededor, que de los verdaderos eventos. Por ejemplo, ver "los problemas" como desafíos u oportunidades para crecer es una perspectiva infinitamente más sana.

En pocas palabras, su habilidad para tener una vida jubilosa, abundante y vibrante de salud depende de la disposición que tenga para concentrar su atención en los pensamientos, personas, lugares y experiencias positivas y estimulantes. Mi lema es: "¡Si no es divertido, no lo haga!"

Déjeme darle un buen ejemplo. Si se dice a sí misma: *Soy una mujer increíblemente sensual y los hombres [o las mujeres] me encuentran atractiva,* y *lo cree* (aunque sólo sea por un momento), he aquí lo que ocurre dentro de su cuerpo:

- Se libera el óxido nítrico en el recubrimiento de los vasos sanguíneos, ensanchándolos para mejorar su circulación y enviar más rápido oxígeno vital a cada célula de su cuerpo.

- Se mejora la circulación de todo su cuerpo, incluyendo el flujo sanguíneo a sus senos y genitales, intensificando así sus experiencias sexuales.

- Se incrementan sus niveles químicos del sentido de bienestar, como la serotina y la betaendorfina.

- La parte de su cerebro "no pensante" recibe la señal de que todo está bien, luego envía ese mensaje a través de su cuerpo haciéndola sentir más feliz y relajada, optimizando también las funciones de su cuerpo, como el ritmo cardíaco y la regeneración de los tejidos.

- Al sentirse más atractiva y deseable, camina erguida y habla de manera positiva, lo cual la hace más atractiva y deseable.

- Se convierte en un imán hacia aquellos que también se sienten atractivos y deseables. Además, atrae experiencias que confirman que de verdad es más atractiva, sensual y deseable para el universo. Las personas la notan y le sonríen, le dan el paso en lugar de empujarla. Sienten que usted es vibrante, que está llena de vida y quieren estar con usted tanto como sea posible.

Pero si piensa siempre: *Soy una vieja, sin atractivo, acabada, ¿quién se volteará a mirarme?* Su experiencia será muy diferente. He aquí lo que ocurre:

- Se reducen sus niveles de óxido nítrico y se elevan las hormonas del estrés (la cortisona y la epinefrina), incrementando la inflamación celular. Con el paso del tiempo aumenta la posibilidad de padecer enfermedades degenerativas.

- Los niveles más elevados de cortisona afectan de manera negativa su glucosa e insulina, causándole fatiga y aumento de peso. De hecho, su parte del cerebro "no pensante" recibe sus vibraciones negativas y transmite las señales al resto de su cuerpo estimulando la pereza y la ausencia de flujos en todos sus sistemas. Las cosas empiezan a deteriorarse, incluyendo su sistema inmunológico.

- Sus ojos pierden brillo y sus pasos son pesados. Las personas tienden a mirarla sin verla, no por falta de cortesía, sino sencillamente porque no capta su atención. Le está transmitiendo al universo: *No le hagan caso a esta vieja regordeta*, por consiguiente, esta es la experiencia que atrae.

¿Qué experiencia preferiría tener? El hecho es que cuando *espera* lo bueno, a menudo *obtiene* lo bueno. Toda la gente que conoce y las experiencias que tiene pueden ser interpretadas como un reflejo de sus creencias internas. Así que si no le gusta lo que la vida le ofrece, cambie su estado mental. Por lo menos inténtelo, ¡no pierde nada y pronto verá cómo funciona!

He visto esto muchas veces en mi propia vida. Por ejemplo, hace cinco años, le habría dicho que ya no quedaban hombres buenos; que todos estaban casados con mujeres veinte años menores que ellos. Cada vez que conocía a un hombre, sus defectos parecían agrandarse. De lo que no me di cuenta entonces fue que todos los defectos en que me fijé, en realidad eran reflejos distorsionados de los defectos que veía o temía que existieran en mí misma. Hoy en día, después de haber cambiado mi punto de vista —empezando con la percepción de *mí misma* y de mi *propia* deseabilidad— puedo sentarme al lado de cualquier hombre y descubrir al menos dos cosas que puedo apreciar en él. Y he aquí la mejor parte: ¡los hombres de todas las edades también encuentran más cosas que apreciar en mí! Esto nunca habría sido posible si primero no hubiera abierto mi corazón, ni practicado con frecuencia el arte de crear un estado mental más positivo. ¡Mis nuevos pensamientos y actitudes pavimentaron el camino con oro sólido! Y usted también puede hacerlo.

2. Consumir alimentos nutritivos, hacer ejercicio y mantener su peso

Para aumentar sus niveles de óxido nítrico, es importante consumir alimentos nutritivos, mantener un peso sano, hacer bastante ejercicio y tomar los suplementos dietéticos adecuados. Si ha tenido problemas en el pasado siguiendo este consejo, ¡anímese! Créame, ¡mantener un estilo de vida sano no tiene que ser una tortura! La experiencia es completamente diferente cuando su objetivo es aumentar el placer en su vida, en lugar de actuar como una amante estricta de la disciplina. Es posible encontrar alimentos sanos y disfrutarlos, así como formas divertidas para seguir con su proceso. Una vez que empiece a ver resultados, su autoestima y su deseo sexual aumentarán y se sentirá motivada para continuar. Además prolongará su vida. La obesidad es la segunda causa de muerte evitable en los Estados Unidos (fumar es la primera). Un estudio de más de 20,000 personas, publicado en 2008 en el Reino Unido, informó que puede agregar un promedio de catorce años a su vida ¡siguiendo un estilo de vida sano!

Si tiene mucho sobrepeso, puede parecer una batalla muy dificil de ganar. Pero anímese pensando que si pierde tan sólo entre el 5 y 10 por ciento de su sobrepeso, puede disminuir la inflamación y mejorar su salud. Recuerde, el objetivo es amar verse sana y ¡debe empezar con algo! Evite ser demasiado rígida; mantenga su sentido del humor; y si fracasa, retome el camino. No se culpe ni se mortifique, es contraproductivo (y disminuye el óxido nítrico).

También tenga cuidado de establecer sólo expectativas sanas. No se aferre a compararse con un ideal cultural imposible (y malsano). La idea no es amoldarse a los prototipos sociales. Es tratar de estar lo más sana posible que *usted* puede. Entonces, ¡haga lo mejor que pueda!

Cuáles alimentos consumir

Quiero aclarar ahora que no le estoy sugiriendo que se ponga a dieta. Después de todo, la palabra dieta contiene la palabra *die* (que en inglés significa "morir"). ¡No me sorprende que nuestros cuerpos no respondan bien a ese término! Lo que *yo* le sugiero es que adapte su estilo de vida para hacer elecciones más sanas y que apoyen su bienestar al aumentar sus niveles de óxido nítrico. Quiero que sea capaz de *vivir* con lo que decida comer y a su vez, lo *ame*. A la larga, se dará cuenta que la comida que más deseará es la comida que la hará sentir mejor.

He descubierto que alimentarse al estilo mediterráneo funciona mejor y tiene más sentido. Este estilo es seguido tradicionalmente en Francia, Italia, Grecia, España y Portugal: países que tienen niveles de enfermedades cardiovasculares mucho menores comparados con los de Estados Unidos. ¡Y en todos estos países existe un ingrediente esencial en la comida: el placer! Esto incluye comer pescado, granos integrales, frutas y vegetales frescos, legumbres, nueces y aceite de oliva. También significa reducir al mínimo posible el consumo de azúcar, cafeína, comida chatarra y comidas procesadas.

Empiece con cinco raciones de frutas y vegetales al día (una ración equivale a un poco más de cien gramos o media taza aproximadamente). La comida fresca siempre es mejor que la enlatada o congelada, en especial porque la comida procesada por lo general contiene azúcar, sal y otros aditivos. Aprenda a leer las etiquetas para poder elegir de forma más sana.

Además, no todos los vegetales son iguales. Reduzca los que contienen almidón (como las papas y el maíz), también el arroz blanco y cualquier producto a base de harina blanca, incluyendo panes, *bagels*, roscas (con o sin sal), pasteles, galletas y *pretzels*. Todos ellos contienen muchos carbohidratos de alto índice glucémico, los cuales incrementan demasiado y rápidamente los niveles de azúcar e insulina. La glucemia alta y por subsiguiente la insulina alta no sólo disminuyen su óxido nítrico, sino que esos dos factores también causan que su cuerpo almacene grasa. No tiene que eliminar por completo los carbohidratos de alto índice glucémico, pero consúmalos con moderación. Y cuando lo haga, escoja la versión más sana. Por ejemplo, una papa al horno es más saludable que las papas fritas, una mazorca no contiene el jarabe de maíz que se encuentra en la crema de maíz procesada. La avena, la quinoa, la escanda (*triticum aestivum*) y el mijo son las mejores opciones cuando desee granos y cereales. Aproximadamente una de cada cuatro mujeres es intolerante al gluten (especialmente a partir de los cincuenta años), y su digestión mejora cuando evita los productos a base de trigo.

No escatime en proteínas sin grasa, pues es una parte importante de cualquier dieta. Obtener suficiente proteína ayuda a prevenir los antojos de carbohidratos y aumenta la glucínea, que acelera la quema de grasa. Entonces, asegúrese de incluir algunas de estas proteínas en cada comida o refrigerio.

Muchos estudios sugieren que la proteína vegetal (por ejemplo, la proteína que se encuentra en los frijoles) es más saludable que la proteína animal, como la de la carne roja. Sin embargo, de acuerdo con mi experiencia, me he dado cuenta que muchas personas se sienten mejor al incluir en su dieta algo de carne roja y alguna otra proteína animal. Soy una de ellas. La fuente más saludable de la proteína animal es el pescado especialmente la caballa, el arenque, el salmón, la trucha, las sardinas en aceite enlatadas y el fletán, porque estos peces de agua fría son altos en grasas omega 3 que no perjudican el corazón. Consuma pescado al menos dos o tres veces a la semana. Otras fuentes saludables de proteínas animales, para aquellos que no gustan del pescado, son el pollo y el pavo orgánicos. También están los cortes magros de carne de res o cerdo. La carne de animales de caza, tales como el venado y el búfalo, son por naturaleza magras y saludables. Los huevos y los productos lácteos orgánicos también son buenas fuentes de proteína. (Los productos lácteos orgánicos al natural son los más saludables y digeribles porque la pasteurización destruye las enzimas saludables.)

Lo más importante que puede hacer, por varias razones, es reducir el consumo de dulces, de comida chatarra y de la mayoría de los alimentos procesados. En primer lugar, la comida procesada a menudo contiene grasas trans (tipo de grasa insaturada) no saludables (con frecuencia encontradas en las galletas, los bizcochos y otras comidas chatarras, y también en la margarina y la manteca), las cuales aumentan la inflamación celular y disminuyen los niveles de óxido nítrico. Es también perjudicial comer carbohidratos refinados (tales como dulces, comida chatarra y pastelería), porque causa que la glucosa se eleve y se reduzca de forma repentina. Esto a la larga puede provocar niveles anormales de insulina, inflamación celular y (adivinó) la reducción del óxido nítrico. Entre las opciones más saludables para merendar se encuentran las frutas con baja glucosa (como las bayas y las peras) con queso bajo en grasas, barras nutricionales bajas en glucosa o un pequeño puñado de frutos secos (como nueces, almendras o pacanas: los frutos secos al natural son mejores).

Otra clave importante para mantener estables los niveles de glucosa no sólo por la mañana, sino durante todo el día, es desayunar. Si no está acostumbrada a los desayunos abundantes o no tiene tiempo para cocinar, (no se preocupe! Puede tomar un batido de proteínas o una barra que sustituya una comida, ¡no requiere más! Sea lo que sea que consuma, asegúrese que su desayuno contenga algo de proteínas, carbohidratos con un índice bajo de glucosa (como las bayas) y grasa saludable.

Sí, hay grasas saludables. (De hecho, a pesar de las ideas convencionales de la actualidad, la grasa dietética —saturada o no— puede no ser la causa de la obesidad, enfermedades cardiacas u otras enfermedades de la civilización. Los carbohidratos refinados, especialmente la sacarosa y el jarabe de maíz alto en fructuosa —simplemente otro tipo de azúcar— son mucho más peligrosos). De hecho, cada célula de su cuerpo requiere grasa. Su cerebro en especial, depende de las grasas buenas para la salud óptima. Las grasas comestibles más saludables son las insaturadas: las que provienen principalmente de las plantas o de los peces. Las grasas no saturadas incluyen las grasas poliinsaturadas (las grasas omega 3 y omega 6, que en gran parte provienen del pescado, los frutos secos, los granos y las semillas), y las monosaturadas (que también provienen del pescado, así como del aceite de oliva, los aguacates y los frutos secos). Ambos tipos de grasas —monoinsaturadas y poliinsaturadas— no perjudican al corazón y elevan los niveles de óxido nítrico.

Aunque las grasas saturadas (que en general provienen de la carne y los productos lácteos) no son tan malas como nos han hecho creer, hay muchas buenas razones ambientales para limitar el consumo de grasas saturadas de fuentes animales. (A propósito, el aceite de coco es una fuente de grasa saturada muy saludable). Sin embargo, las grasas trans, que se encuentran en la margarina, la manteca y los productos procesados, pueden ser perjudiciales para el corazón y para los niveles de óxido nítrico.

Aun si no puede retener en su mente todas estas recomendaciones a la vez, comprométase a empezar hoy en algún punto. Luego, poco a poco, al sentirse más cómoda, puede agregar más recomendaciones. Le garantizo que una vez que se alimente de esta manera, aunque sea sólo unos pocos días (en especial si su dieta ahora mismo incluye muchos alimentos refinados), ¡se sorprenderá al ver la mejoría en su bienestar y de la energía extra que tendrá una vez que adopte este nuevo plan! ¡Lo sé porque esto ha creado un gran impacto en mi vida!

También quiero sugerirle que tome mucha agua a diario. Una buena guía es tomar en onzas el equivalente a la mitad de su peso. (Si, por ejemplo, pesa 140 libras, tome 70 onzas de agua cada día, que es un poco más de medio galón o un poquito menos de una botella de dos litros.) El agua es importante para mantener el buen funcionamiento de su cuerpo (incluyendo la quema de grasa). Cuando tiene sed, ¡su cuerpo ya está deshidratado! Entonces no espere tener sed para tomar agua, tenga consigo una botella con agua y tome sorbos todo el día. Recuerde también, que a veces se confunden la sed y el hambre. La próxima vez que tenga retortijones de hambre, ¡tome un sorbo de agua antes de buscar una merienda!

A propósito, el café y otras bebidas con cafeína (como las bebidas gaseosas) no son buenos sustitutos del agua porque la cafeína aumenta la glucosa y la inflamación celular. También debe limitar su consumo de alcohol. El alcohol en moderación no la perjudica, pero recuerde que, hablando nutricionalmente, no es nada más que calorías vacías y azúcar que van directamente a su cerebro. (De ahí la expresión en inglés referente a seducir mujeres que se traduciría como *el dulce conquista pero el alcohol funciona más rápido.*)

Finalmente, preste atención *cuando* coma. Ya que su metabolismo alcanza naturalmente su cúspide al medio día (y baja por la tarde), es mejor evitar comer tarde en la noche. Las comidas nocturnas, no sólo le hacen aumentar de peso rápidamente, sino que también pueden desestabilizar su glucosa. Un pequeño refrigerio alrededor de las 4:00 de la tarde (si siente la necesidad) puede prevenir un desenfreno en la cena así como más tarde en la noche. ¡Desayunar también ayuda a evitar el hambre por la noche!

Un comentario final sobre las dietas: sus pensamientos y emociones afectan directamente y con gran fuerza su digestión. Por ejemplo, cuando está enamorada a menudo se siente satisfecha con mucho menos comida y también puede bajar fácilmente de peso. El mensaje es: ¡disfrute su comida plenamente y cultive el placentero arte del buen comer!

¡A moverse!

Para muchas mujeres, "ejercicio" es una mala palabra. Si no le gusta ir al gimnasio, no vaya. Si odia los abdominales no haga uno más. Pero lo que *sí* quiero es que mueva su cuerpo de alguna forma que le guste y con cierta regularidad. Encuentre algo divertido, ya sea trotar, jugar tenis, pilates, yoga, montar bicicleta, el hula-hula, *spinning,* la jardinería o simplemente bailar alocadamente en la casa. Hacer ejercicio puede ser empoderador y no tiene que ser intimidante. Lo más importante es que encuentre algo que les guste lo suficiente como para hacerlo con regularidad. Pronto quedará fascinada, en especial cuando vea qué tan bien (y sensual) la hace sentir y lo maravilloso que luce su cuerpo como resultado.

He aquí por qué es tan importante: al envejecer, si no hace suficiente ejercicio, su masa muscular con frecuencia es reemplazada por grasa. Una vez que empiece un programa de ejercicio, sin importar la edad, puede revertir esta acción. Aún más importante, las mujeres que hacen ejercicio regularmente tienen un promedio de veinte años más de vida productiva que las que no lo practican. Esto es debido a que un programa frecuente de ejercicio ayuda a mantener el peso y disminuir la resistencia a la insulina, elevando así el óxido nítrico. También mantiene todas sus coyunturas con movilidad y lubricadas.

En realidad, lo único que en verdad necesita es sólo de veinte a treinta minutos de ejercicios aeróbicos (como una caminata rápida hasta perder el aliento) por lo menos cinco días a la semana. ¡Cuanto más, mejor! Además, tres veces a la semana puede hacer alguna forma de ejercicio de resistencia (con pesas, bandas de resistencia o equipo de pilates). El entrenamiento de resistencia es vital porque es el único tipo de ejercicio que puede retardar la pérdida muscular y de masa ósea que muchas mujeres empiezan a sufrir en la mediana edad. No tiene que ir al gimnasio, puede usar pesas portátiles (o bandas de resistencia) en su hogar. Sin embargo, si es novata en cuanto a las pesas, es buena idea contratar a un entrenador por lo menos al comienzo con el fin de obtener consejos respecto a la rutina a seguir y cómo llevarla a cabo de manera segura.

Respete sus límites y descanse (o deténgase) cuando sea necesario. Si después se siente fatigada (no sólo cansada, sino *agotada*), se ha sobrepasado o excedido. Es mejor empezar de manera lenta e ir aumentando poco a poco su rutina. Una de las formas para permanecer motivada (e interesada) es definir metas regulares alcanzables como caminar alrededor de la cuadra, ir a un lugar en particular cada vez en menos tiempo, o añadir cinco a diez minutos a su rutina semanal. Los podómetros son en especial motivadores. Intente alcanzar 10,000 pasos al día.

Duerma lo suficiente

Dormir las horas adecuadas es también importante para mantener elevados los niveles de óxido nítrico. Muchas mujeres (¡incluyéndome!) requieren entre ocho y diez horas de sueño para un funcionamiento óptimo, pero usted puede necesitar un poco más o un poco menos. La prueba es sencilla: si durante el día está embotada y cansada, ¡debe dormir más! Estudios recientes indican que la falta de sueño contribuye en gran medida a la alta presión sanguínea e incluso al aumento de peso.

Si puede, acuéstese a más tardar a las 10 de la noche. Dormirse antes de medianoche es más saludable para su cuerpo que empezar más tarde en la noche, aun si se despierta tarde a la mañana siguiente. Y créalo o no, ¡dormir lo suficiente también puede ayudarle a bajar de peso!

Deje el hábito

Si fuma, deje de hacerlo. Punto. Fumar es la primera causa de muerte evitable en los Estados Unidos y reduce los niveles de óxido nítrico de manera sustancial. Encuentre algún medio de apoyo (ya sea un programa para dejar de fumar, hipnosis o parches de nicotina), pero déjelo para siempre. Créame, bien vale la pena y después de un tiempo, se preguntará: "¡¿Por qué me tomó tanto tiempo hacerlo?!"

Suplementos

No siempre podemos obtener todos los nutrientes que necesitamos en los alimentos, así que para asegurarse de obtenerlos, elija un suplemento de alta calidad de un fabricante de renombre. Busque en la etiqueta el logotipo de NSF (The Public Health and Safety Company™) o de USP (United States Pharmacopeia). Compruebe con cuidado la dosis, porque no puede obtener el suplemento óptimo tomando solamente una pastilla al día.

Por lo general, debe tomar al menos cuatro diarios y posiblemente más. Busque un suplemento con los siguientes niveles diarios por dosis:

- Betacaroteno: de 2,500 a 15,000 IU
- Tiamina (B_1): de 20 a 40 mg
- Riboflavina (B_2): de 20 a 40 mg
- Niacina (B_3): de 20 a 40 mg
- Ácido pantonténico (B_5): de 20 a 100 mg
- Piridoxina (B_6): de 20 a 35 mg

- Vitamina B_{12}: de 100 a 600 mcg
- Ácido fólico: de 400 a 1,000 mcg
- Vitamina C: de 1,000 a 2,000 mg
- Vitamina D_3: de 600 a 2,000 IU
- Vitamina E: de 200 a 400 IU
- Calcio: de 650 a 1,200 mg
- Selenio: 200 mcg
- Magnesio: de 400 a 1,000 mg
- Zinc: de 20 a 40 mg
- Cromo: de 100 a 300 mcg
- Biotina: de 30 a 300 mcg
- Boro: de 3 a 5 mg
- CoQ10: de 10 a 200 mg
- Aceite de pescado/Omega3: de 200 a 1,500 mg de DHA (ácido docosahexaenoico y de 400 a 1,850 mg de EPA (ácido eicosapentaenoico)
- Luteína: de 500 a 1,000 mcg
- Licopeno: de 500 a 1,000 mcg

Opcional:

- Glutation: de 2 a 10 mg
- Ácido alfa lipóico: de 10 a 100 mg
- Inositol: de 10 a 500 mg

- Colina: de 10 a 100 mg
- Manganeso: de 1 a 15 mg
- Cobre: de 1 a 2 mg
- Molibdeno: de 10 a 25 mcg
- Vanadio: de 20 a 40 mcg

Recuerde que su cuerpo no produce de manera natural la mayoría de las vitaminas y minerales que requiere. *Nota:* la DRD (dosis recomendada diariamente, RDA por sus siglas en inglés) fue establecida por USDA (Departamento de Agricultura de los Estados Unidos) como una guía para prevenir enfermedades producto de grandes deficiencias; una nutrición óptima requiere niveles más elevados de nutrientes.

3. ¡Sentirse orgullosa de sí misma!

Como he mencionado, el pronóstico número uno de una vida sexual maravillosa, después de la menopausia, es una nueva pareja. No se emocione...¡siga leyendo! No hay lugar a dudas que la menopausia *per se* no causa una "falla del mecanismo". ¡Esto no significa que debe divorciarse ni abandonar a su pareja actual para tener relaciones sexuales fogosas! He aquí la buena nueva: ¡usted puede *convertirse* en esa nueva pareja! Y en el proceso puede despertar todo el deseo y placer que su cuerpo es capaz de experimentar.

Recuerde que la perimenopausia es una etapa crucial de su vida, una enorme oportunidad apoyada por la biología para reinventarse y experimentar más alegría y placer que jamás haya soñado. A estas alturas, cuando esté revaluando su vida y decidiendo lo que funciona y lo que no, tiene la oportunidad de hacer borrón y cuenta nueva. La mejor manera de hacerlo es divertirse en el proceso. Cambie su imagen como quiera. ¡Dé rienda suelta a su imaginación (y a sus deseos)!

Por ejemplo, si siempre ha querido probar un color de cabello diferente, ahora es el momento de hacerlo. Quizá probar un estilo de peinado diferente (o tres, ¿porqué pensar sólo en uno?). O quizá desee cambiar su estilo de vestir: pruebe colores y estilos que nunca antes haya usado. Experimente con ropa y accesorios que sienta que le lucen bien. ¿Qué le parecen unos aretes escandalosamente diferentes? He aquí una idea realmente divertida: reemplace toda su ropa interior y ¡no permita que sea "común y corriente"! Nadie tiene que saberlo excepto usted ¡y con suerte, su pareja! Lo más importante que debe recordar es que la persona a quien debe excitar primero es a *usted misma*. Esta es la clave no sólo para el sexo maravilloso, sino también para una salud vibrante.

Si aún se siente un poco intimidada por estas ideas (al principio muchas de nosotras nos sentimos así), comience con algo pero, ¡comience! Después de mi divorcio, la primera vez que usé una blusa grande de terciopelo con estampado de leopardo, mi hija menor pensó que había enloquecido. ¡Pero me encantó!

(*Nota*: cuando se está reinventando a sí misma, especialmente su ser sensual, es muy normal que sus hijos se avergüencen de su nuevo aspecto o de su manera de actuar. No deje que esto la detenga. El mayor regalo que le puede dar a sus hijos es su realización personal y su felicidad. Usted es un modelo ejemplar para ellos, en lo que respecta a la visión de ellos mismos en el futuro. Sea un modelo a seguir lleno de vida, sensualidad y realización. Créame, a medida que pase el tiempo, la amarán por eso.)

Regresando al comienzo de mi propia reinvención en la mediana edad, la blusa con estampado de leopardo fue lo más alocado que estaba dispuesta a hacer. Pero después de unos cuatro o cinco años, renové mi guardarropa por completo. Recuerde, su nuevo aspecto y estilo es para divertirse ¡ya sea que alguien lo note o no! (En este sentido, también es útil tener una amiga verdadera que la anime con suavidad hacia su nueva y más juvenil dirección).

Espejito, espejito

He aquí algo más que deseo que haga, que puede marcar un gran impacto en su vida. Lo llamo *el ejercicio del espejo*. Párese frente al espejo por lo menos dos veces al día durante 30 días, mirándose fijamente a los ojos. Al hacerlo, diga en voz alta: "En este momento me acepto incondicionalmente". (Si le gusta la vía rápida, añada enseguida: "Te amo. ¡Eres fabulosa!") Pase tiempo admirándose y mirándose en el espejo con verdaderos ojos de amor, de la manera que contemplaría amorosamente a un niño pequeño o a un cachorro. No es el momento de examinar defectos, la falta de vigor en la piel ni las arrugas nuevas. Es el momento para apreciar lo maravillosa que luce su piel, la belleza del color de sus ojos, la calidez de su sonrisa y otras cosas. Y quizá más importante es que es el momento para mirar lo que posiblemente, en otro tiempo, encontraría como defecto, y ahora verlo bajo una nueva luz. Al principio, el ejercicio del espejo le parecerá tonto y tal vez hasta insensato. También alertará a su juez interior, el cual aflorará en su cabeza y le lanzará críticas. Espérelo y no deje que la detenga. El ejercicio del espejo es muy poderoso para la sanación y la transformación.

Por ejemplo, cuando se observe el vientre, en lugar de pensar que está caído o voluminoso, piense: *Este vientre cargó y alimentó a cada uno de mis hijos por muchos meses. ¡Qué alegría me ha traído este vientre a mí y al resto del mundo! ¡Amo mi vientre!* Y si no ha dado a luz, ame sus curvas ¡sólo porque son suyas! Cuando vea sus piernas, piense: *¡Qué suerte tengo de tener estas piernas tan fuertes que pueden caminar, bailar, estirarse, apoyarme y llevarme a cualquier parte. Son unas piernas estupendas!*

Lo que en verdad está haciendo es mirarse a sí misma con *nuevos* ojos. Y cuanto más disfrute su cuerpo y su ser, más se sentirá sensual y erótica. Como dijo una vez Sofía Loren: "Nada hace a una mujer más bella que su convicción de que lo es". Después de todo, las sensaciones sensuales empiezan en *su* interior.

Aun cuando al principio le parezca embarazoso el ejercicio del espejo, no deje de hacerlo. Con el tiempo, se hará más fácil, en especial cuando vea lo positivos que son sus resultados. Hay que admitir que la sociedad no les facilita a las mujeres amar sus cuerpos. La mayoría de nosotras nos comparamos con modelos y celebridades flacas como un espárrago, cuyas imágenes cuidadosamente desarrolladas y retocadas aparecen a diario en los medios de comunicación. Pero es muy posible que su cuerpo sea normal, las tallas buenas para la salud son más grandes que las que ve en televisión o en revistas. A fin de cuentas, la mayoría de las modelos famosas son más delgadas que el 98 por ciento de las mujeres estadounidenses. ¡Imagínese lo que eso significa en verdad! En lugar de escudriñar su figura con ojo crítico, aprenda a verla con ojos amorosos y a aceptarla.

He aquí otro punto importante: no se motive pensando que está haciendo este ejercicio para sentirse sensual para su pareja. Aunque sin duda su pareja se beneficiará del hecho de que usted ame y aprecie su cuerpo, y de que se sienta más sensual, usted lo está haciendo para *usted*. Está aprendiendo una nueva forma de verse y hablarse. Está aprendiendo una nueva manera de *amarse*. Y con cada pensamiento amoroso y apreciativo, está bañando su cuerpo con más y más óxido nítrico. A propósito, la mayoría de los hombres aceptan más los cuerpos de las mujeres que las mujeres en sí.

Mimarse es perfecto ahora

Durante este tiempo de transición, también mímese, en especial si no está acostumbrada a hacerlo. Tome más baños de burbujas. Acuda a un salón de belleza y arréglese las uñas de las manos y de los pies y luego admire lo encantadoras que lucen, valore lo bien que se siente dejarse mimar un poco. ¡Pero no espere una ocasión especial! Una de mis amigas, todas las noches, hace un ritual al darles un masaje amoroso a sus pies con una increíble crema aromática de hierbabuena. Dice que al principio se sentía rara y terriblemente indulgente consigo misma al cuidar sus pies de esta forma, pero poco después ¡comenzó a encantarle el ritual! (¡Y también a sus pies!)

Acuda al mostrador de cosméticos en una tienda departamental y solicite un cambio de imagen. Pruébese un perfume diferente, algo distinto a lo usual. Mientras hablamos de mimarse, ¿por qué no se regala un masaje? Considérelo una unción para la iniciación del comienzo de una nueva etapa en su vida, ¡porque esto es exactamente lo que es la mediana edad!

En lugar de lamentar la pérdida de su juventud, esta iniciación es para celebrar el hecho de que se acerca o ha pasado los cincuenta (o sesenta, setenta, ochenta o noventa) años y sigue participando activamente en la vida con un cuerpo sano, hermoso y deseable que merece tratamiento especial. Cuando pueda ofrecerse este tipo de atención amorosa, y saber desde lo más profundo de su ser que lo merece a manos llenas, se abrirá para recibir atención amorosa de los demás, incluyendo su esposo o pareja. Recuerde que recibir es una habilidad que debe ser desarrollada. Cuanto más aprenda a recibir, más será capaz de atraer y experimentar placer. ¡Puede empezar agradeciendo todos los cumplidos recibidos!

¡Aliste su creatividad!

Otra parte vital para reinventarse y abrirse a su verdadera esencia tiene que ver con rodearse de la belleza y usar deliberadamente su creatividad. Reorganice las cosas en su hogar, compre muebles nuevos o pinte su casa. Su hogar es una extensión directa de su ser más íntimo. Por eso las mujeres sueñan con casas todo el tiempo. En la mediana edad, puesto que las mujeres se reinventan en sus niveles más profundos, ¡muchas de ellas también tienen un deseo insaciable de redecorar sus casas!

Por ejemplo, conozco a una mujer a quien sólo le gustaban las paredes de color neutro en su casa hasta que en la mediana edad, se divorció. Después que su esposo se fue de la casa, pintó su dormitorio de un amarillo suave que levantaba el ánimo y confeccionó cortinas que coordinaban a la perfección. También compró un cubrecama nuevo con hermosas fundas para las almohadas que coordinaban maravillosamente. Cada vez que entraba a ese cuarto, ella pensaba, *¡Caramba!* Y cada vez pensaba (y sentía) que ese *caramba* era una afirmación de que no sólo se sentía bien en ese cuarto, sino que se sentía bien en su nueva vida.

Compre unos ramos de flores frescas y colóquelos en algunas habitaciones en su casa donde pueda verlas con frecuencia. Escuche más a menudo la música que le gusta (quizá también explorar música nueva y ver si la disfruta). Si alguien hiciera una película de su vida a partir de hoy, ¿cuál sería la banda sonora? ¡Escúchela!

Compre algunas obras de arte y exhíbalas de forma destacada. Aún mejor, *cree* una obra de arte nueva para su casa (o incluso para ofrecerle a alguien). Esta es una etapa de la vida en que su creatividad está lista y dispuesta a fluir como nunca antes, aunque no se haya considerado una persona creativa previamente. Trate de escribir un diario. Los estudios demuestran que anotar sus sentimientos repercute en todo tipo de sanación. ¿Quién sabe? ¡Podría tener una gran idea para un reportaje o incluso para un libro! Pintar, esculpir o aprender a tocar un instrumento son también buenas opciones. Muchas mujeres también regresan a actividades que les gustaban en el pasado como la equitación, patinar sobre ruedas o sobre hielo. Podría tomar una clase de cocina e invitar a amigas a su casa a saborear los resultados. Tome fotografías, pero no sólo de reuniones familiares. Si le gusta enviar correos electrónicos detallados a amigos, inicie su propia bitácora (blog) en la red. ¡No se limite a cantar en la ducha! Una pista: cuando tenía once años, ¿qué le gustaba hacer? Esto es una señal de lo que la haría sentir bien ahora.

Si disfruta de los proyectos creativos, experimente haciéndolos de una forma un poco distinta. Si le gusta escribir, pruebe la poesía. Si es buena para el bordado, intente la costura. La madre de una colega era una costurera increíblemente talentosa. Cuando llegó a la mediana edad, dejó de confeccionar ropa y empezó a hacer osos de peluche (cada uno con un nombre escandalosamente chistoso), vistiéndolos con trajes divertidísimos, incluso con accesorios cuidadosamente seleccionados. ¡Su creatividad renació por completo!

Ya que está siendo creativa, ¿porqué no toma clases de danza de vientre? O pruebe la danza del tubo o un baile erótico. Sí, así es, mueva su cuerpo de formas completamente nuevas. ¿Por qué no? ¡Puede sorprenderse de forma placentera! Después de todo, no hay mejor manera de aprender a amar su cuerpo *y* sentirse sensual al mismo tiempo. La idea básica de todas estas sugerencias es expandir sus percepciones de quién es y qué puede hacer, porque está dando a luz a un ser totalmente nuevo. Estas clases son para mujeres solamente, así que usted recibe mucho apoyo de otras mujeres. Y mientras está dando a luz a un nuevo ser, este apoyo es crucial, tanto como el apoyo de amigas que piensan como usted.

No se moleste si la primera vez que intenta algo no lo hace muy bien o si decide que en realidad no es del tipo que usa ropa interior roja de encaje. La clave es divertirse mientras encuentra su óptimo ser. Dolly Parton dijo: "Descubre quién eres y hazlo a propósito".

Siga expandiendo sus límites y disfrute el proceso. ¡Quedará completamente maravillada ante el nuevo ser que está esperando ser descubierto!

4. ¡Avanzar siempre, nunca un paso atrás!

Renacer y adoptar una nueva forma de vida también implica dejar atrás el pasado. Es similar a limpiar su armario cuando se deshace de algo o regala cosas que ya no quiere (o que ya no representan a la persona en la que se ha convertido), así tendrá suficiente espacio para acumular las cosas nuevas que necesitará y apreciará más. Al entrar en esta nueva fase de la vida, véala como la oportunidad perfecta para dejar atrás relaciones, comportamientos y creencias (incluyendo pensamientos y convicciones sobre heridas emocionales sin sanar) que la retienen y no apoyan al nuevo ser que está naciendo ahora. Para crear una salud vibrante, ¡debe avanzar, no retroceder!

Dejar el pasado en su lugar

Liberarse del pasado es vital pues mantenerse obsesionada por heridas y desengaños pasados significa que no está viviendo plenamente el presente. Y si no está en el presente, ¡no puede crear un futuro saludable y feliz! Usted no puede hacer nada para cambiar el pasado, por lo tanto, repasar en su mente lo dicho o hecho no la llevará a ningún lugar. De hecho, acarrear el resentimiento —así como la mayoría de las emociones negativas— crea estrés en su cuerpo y aumenta la inflamación celular, debilitando con el paso del tiempo el sistema inmunológico y disminuyendo los niveles de óxido nítrico.

Aunque no puede cambiar el pasado, es probable que sí *pueda* hacer algo ahora mismo (no importa qué tan pequeño) para hacer que su vida funcione mejor. Después de todo, es solamente en el presente que puede empoderarse para tomar medidas. Por consiguiente, pensar en lo que sí *puede* hacer o cambiar, en lugar de lo que *no puede* hacer, la libera para seguir avanzando. Si está molesta por una supuesta ofensa que alguien le ha causado, pregúntese si prefiere tener la razón o... salud y felicidad. ¡Y elija entonces salud y felicidad! Recuerde, lo dichosa que es no tiene tanto que ver con lo que la vida le ofrezca, sino con cómo reaccione y afronte los eventos y circunstancias que surjan en su camino.

Probablemente tendrá muchas oportunidades para practicar el tema de "liberar el pasado" en la mediana edad, porque en esta etapa muchas emociones sin sanar tienden a salir a la superficie. Todo parece molestarla a toda hora. Pero a pesar de lo incómodo que le pueda parecer, considere que esta es una oportunidad fabulosa para sanar lo que debe sanar y seguir adelante de una vez por todas. Todo esto es parte de los dolores de parto causados por el nacimiento del nuevo ser.

Cuando era niña, ¿jugó alguna vez con un pizarrón mágico, esos tableros con superficie negra encerada cubierta por una hoja de plástico de color gris? Podía escribir en la hoja usando un estilete puntiagudo y luego, tan pronto como levantaba la hoja de plástico, lo que había escrito desaparecía. Literalmente, quedaba un pizarrón en blanco. Esto es lo que está tratando de lograr ahora: borrar las marcas oscuras del pasado dejando un pizarrón limpio y totalmente nuevo lleno de potencialidad.

Su receta para el perdón

¡Practicar el perdón con frecuencia es una buena forma de mantener limpio ese pizarrón! Esto es posible incluso si la persona con quien está enojada ha muerto, o no puede contactarla por alguna razón. He aquí lo que debe saber: el perdón sólo tiene que ver con usted, no con la otra persona. Perdonar a alguien simplemente quiere decir que ya no está dispuesta a permitir que lo que pasó de manera desfavorable, le afecte ahora. Algunas veces es posible conciliar las diferencias con la persona con quien tuvo un agravio y empezar de nuevo. Pero esto no siempre es posible ni aun prudente. En vez de eso, debe tener el valor de perdonar y liberarse.

Es un proceso, no un evento, en especial si la herida fue abuso sexual o maltrato en la infancia de parte de uno de los padres. Al considerar los agravios menores, tales como malentendidos con el jefe o un amigo, deseo que comprenda algo: si observa su vida hace cinco años, le apuesto que descubrirá que hay muchas relaciones que simplemente pasaron al olvido. A medida que crece y cambia, "supera" con naturalidad sus relaciones con algunas personas en su vida: básicamente con las que la han herido de alguna manera. Esto es natural y bueno.

Las relaciones destructivas son las que a menudo estimulan su mayor crecimiento. En eso se basa el refrán: "El dolor te fortalece en lugares destruidos". Pero no puede fortalecerse, y experimentar salud y placer vibrantes, si sigue aferrada al pasado, esperando alguien valide su dolor o lo alivie. Como mujer adulta, debe ser responsable de sí misma.

Un excelente método para perdonar a alguien es colocar dos sillas, una frente a la otra. Imagínese sentada frente a la persona con quien tiene el agravio, teniendo una conversación de corazón a corazón, desahogándose. Solamente hacer esto mueve energía y sana. Otro método poderoso es escribir una carta al ángel del individuo con quien está resentida, vertiendo todo lo que está en su corazón —el tipo de ofensa, lo enojada que se siente, etcétera— y luego declarar lo que le gustaría que sucediera. Enseguida, queme la carta. ¡He visto que esto produce milagros!

Una conocida tuvo un padre alcohólico que abusó de ella y de su madre, física y emocionalmente. Cargaba una gran ira en su contra por este abuso y le parecía perfectamente justificada debido a las cosas horribles que él había hecho. Pero no podía liberarse de esta ira aunque su padre llevaba veinte años de muerto, su madre se había casado de nuevo con un marido amoroso y ella estaba felizmente casada con tres hijos.

Una noche, mientras realizaba una meditación con unos amigos, finalmente visualizó a su padre no como el adulto borracho encolerizado que había conocido siempre, sino como un niño pequeño. Durante la meditación, vio en la cara de este niño pequeño la pena y agonía que él sintió al crecer con *sus* padres, y pudo visualizar el origen de su deseo de refugiarse en el alcohol antes de que este hecho hubiera ocurrido. Se visualizó a sí misma abrazando a este niño herido, que ahora parecía más víctima que perpetrador. Lo consoló y lo arrulló, tranquilizándolo, haciéndolo sentirse amado y seguro.

En su visualización, acoger y proteger a ese niñito asustado parecía ocurrir de forma tan natural como proteger a sus propios hijos en la vida real. Cuando terminó la meditación, aunque todavía sentía que el abuso que su padre les había infligido a ella y a su madre era incorrecto, se dio cuenta que ya no se sentía enojada con él. Había dado un gran paso para perdonarlo. Se sintió más ligera, libre, y más capaz de concentrarse en su vida actual en vez de vivir en el pasado.

Una clave importante en el perdón es no permitir seguir sintiéndose una víctima. Si está acostumbrada a mostrarle a todos sus heridas, ¡es el momento para quitarse y desechar la etiqueta de víctima! Eleanor Roosevelt dijo en una ocasión: "Nadie puede hacerte sentir inferior sin tu consentimiento". De igual manera, nadie puede hacerla sentirse víctima si usted no se lo permite. ¡Gracias a Dios!

"Te perdono, *pero...*"

A veces puede creer que ha perdonado a alguien, pero en realidad sigue atrapada en el pasado, aferrada a sus resentimientos. Eso ocurre cuando perdona intelectualmente (lo que quiere decir que básicamente se ha convencido de hacerlo) pero su corazón todavía no está completamente de acuerdo con esa decisión. Una buena prueba de esto es lo siguiente: si se encuentra diciéndose que ha perdonado a esta persona por haber dicho eso o haber hecho aquello, *pero...* no la ha perdonado. En un perdón completo no hay *pero.* Si perdona, perdona. Punto. Nada de *peros.*

Para perdonar verdaderamente (y obtener el beneficio completo de los niveles más elevados de óxido nítrico que ocurren cuando deja ir su negatividad) tiene que perdonar no sólo intelectualmente, sino también con el corazón. Esta es una distinción muy importante porque el campo electromagnético de su corazón (el centro de sus emociones) es cientos de veces más poderoso que el campo electromagnético de su cerebro (el centro de sus pensamientos). Esto quiere decir que no importa lo que *piense,* lo que *siente* siempre gana, ¡siempre!

Pero, ¿cómo lograrlo? De nuevo se trata de decidir si prefiere tener la razón o tener salud y felicidad. Debe tomar una decisión. Como descubrió la mujer que estaba esforzándose por perdonar a su padre alcohólico, lo correcto y lo incorrecto no son siempre evidentes. Los seres humanos somos creaturas complejas, y las situaciones en las cuales nos encontramos rara vez son por completo blancas o negras.

Durante tanto tiempo como sea posible, observe la situación, con un corazón compasivo, resistiendo el deseo de permitir que sus pensamientos críticos tomen el control. Y luego, en vez de enfocarse en lo erróneo de cualquier recuerdo o situación, estará inclinada naturalmente a prestarle su atención a la acción correcta y amorosa que pueda llevar a cabo. Cuanto más se concentre en esto, más estará en el presente y avanzará. Y cuanto más trabaje el perdón, más fácil será perdonar. ¡Confíe en mí!

Perdonarse a sí misma

Me he referido a los demás, pero el hecho es que muy a menudo, la persona a quien más debe perdonar es a sí misma. Las mujeres somos excelentes para castigarnos por no haber logrado alguna meta ridículamente idealista: no ser suficientemente delgadas, sensuales, inteligentes, astutas, amorosas, fuertes. Es muy posible que sea más dura consigo misma ¡que con cualquiera en su vida! Pero, recriminarse nunca sirve para nada; todo lo que logra es que se siente peor consigo misma. No la ayudará a llevar a cabo ningún cambio positivo. Y por supuesto, ¡no es bueno para sus niveles de óxido nítrico!

Cada vez que se encuentre siendo demasiado autocrítica o abusiva, ensaye este ejercicio: imagínese a su ser espiritual, a su ángel de la guarda o a alguna otra figura divina frente a usted. Vea a este ser lleno de luz irradiando amor total y compasión. Véalo estirando la mano y colocándola sobre su cabeza mientras la llama por su nombre y le dice:

> *"Te perdono ahora por todas las veces que comiste demasiado helado, perdiste la paciencia, no limpiaste tu casa, dejaste que se amontonara la ropa sucia, extraviaste algo importante, llegaste demasiado tarde o no cumpliste con las promesas que te hiciste a ti misma o a otra persona. Te perdono por ser un ser humano, por no ser perfecta y por no ser capaz de hacer felices todo el tiempo a todos los que están a tu alrededor. Te perdono por dudar de tu valor o por sentir miedo".*

Luego, permita que ese sentimiento de perdón se filtre por su piel, su cuerpo e incluso su corazón. Siéntalo resplandeciendo a través de todo su cuerpo. Siéntase absorbida por la luz amorosa del perdón. Y mientras lo hace, comprenda que también está bañando su corazón y su cuerpo con la energía de la salud perfecta.

Siéntase libre para practicar este o cualquier otro ejercicio de perdón en cualquier momento que lo necesite. Recuerde que el perdón es un proceso, cuando surjan emociones negativas, debe trabajar para liberarse de ellas una por una. He aquí un ritual de autoperdón que le recomiendo realizar durante cuarenta días. Encienda una vela y diga una oración de su agrado. Luego diga en voz alta: "Me perdono ahora por todo lo que no supe o hice en el pasado. Me entrego a más elevada alegría y propósito de vida".

Siga el proceso, no lo juzgue. Véalo como si fuera una purificación de su hogar emocional. Ahora que se ha deshecho de toda la basura que ha estado acumulando en su interior, sienta la energía de la luz del sol que está derramándose y llenando las habitaciones a través de las ventanas recién lavadas. Se siente bien, ¿verdad? Y ahora ¡*usted* puede también sentirse bien en su interior!

5. Comprender que usted es lo que cree que es

Ignorar los mitos perjudiciales de la menopausia le ayudará a experimentar máximo placer (sexual y de otros tipos) en la mediana edad y después de ella. La primera idea que debe desechar es el mito cultural de que el instinto sexual disminuye inevitablemente después de la menopausia. Esto simplemente no es verdad. Las investigaciones más recientes demuestran que las mujeres entre los sesenta y setenta años tienen las mejores relaciones sexuales de su vida. Entonces, ¡usted también puede hacerlo!

Por ejemplo, *The New England Journal of Medicine* publicó una famosa encuesta en 2007 llevada a cabo con 3,000 hombres y mujeres entre las edades de cincuenta y siete y ochenta y cinco años. La mayoría de los encuestados, no sólo permanecían sexualmente activos, sino que la frecuencia promedio de relaciones sexuales era de dos a tres veces al mes: la misma frecuencia que informan adultos más jóvenes. Aun entre el grupo de los encuestados de más edad (de setenta y cinco a ochenta y cinco años), más de una cuarta parte ¡seguían teniendo relaciones sexuales!

La encuesta también demostró que aquellos que no tenían muy buena salud informaron menos acción en la cama, mientras que los que dijeron que estaban más sanos, informaron tener mucha más acción. En resumidas cuentas, el comentario de los investigadores es que el sexo tiene *menos* que ver con la edad y *más* que ver con la salud. Y dado que nos estamos concentrando en elevar los niveles de óxido nítrico y mejorar su salud, de hecho ¡son buenas noticias para usted!

He aquí más buenas noticias: no solamente los adultos maduros están teniendo relaciones sexuales con mayor frecuencia, sino que, además, lo están disfrutando ahora más que nunca. Las pruebas provienen de un estudio continuo sobre los cambios en la mediana edad que fue dado a conocer en la reunión anual de la Sociedad Gerontológica de los Estados Unidos de América) en 2007. El informe reveló que las mujeres estadounidenses de cincuenta y cinco años y mayores, disfrutan más del sexo, y piensan y le dedican más esfuerzo a sus vidas sexuales que las mujeres de la misma edad hace una década. Las mujeres entre los sesenta y cinco y los setenta y cinco años, ¡informaron el mayor incremento!

Los investigadores que realizaron el estudio explican la diferencia de esta manera: las mujeres que han alcanzado la mediana edad e inclusive las mayores, se sienten más jóvenes, están más abiertas con respecto a sus necesidades sexuales y están más interesadas en la salud, que las mujeres de la misma edad hace una década. No solamente esto, sino que las mujeres en la mediana edad de hoy en día, consideran una vida sexual sana como parte de un estilo de vida sano.

Pero aún hay algo más. La segunda mitad de la vida ofrece una oportunidad incomparable para crear el mejor sexo de su vida porque el sexo verdaderamente bueno (tanto para las mujeres como para los hombres), ocurre en el contexto de una intimidad genuina. (*Intimidad*, en inglés *intimacy*, quiere decir INTO ME SEE, lo que se traduce *mira en mi interior.*) Las relaciones íntimas se caracterizan por el compromiso, la confianza y la vulnerabilidad. En la segunda parte de la vida, muchos hombres entran en contacto con su lado positivo de una manera completa y nueva, y esto hace posible la intimidad más profunda, quizás por primera vez. Por eso, muchas parejas dicen que sus mejores años juntos han sido después de los cincuenta, a pesar del hecho de que sus cuerpos ¡ya no están jóvenes! El doctor Harville Hendrix, experto en relaciones, explica que tanto los hombres como las mujeres pueden convertirse en sanadores mutuos. ¡Qué maravilloso anticipar algo así!

Una nueva perspectiva de la mediana edad

La pura verdad es que en cuanto a la perimenopausia o la menopausia, no hay *nada* que disminuya inevitablemente su apetito sexual ni reduzca la frecuencia con que pueda tener un orgasmo. Los problemas que se presentan, a menudo pueden ser atendidos con facilidad. Por ejemplo, si experimenta sequedad vaginal y esto hace que el coito u otra actividad sexual sea incómodo, puede usar un poco de crema a base de estrógeno o alguno de los muchos lubricantes disponibles en las farmacias, según la indicación de su médico. ¡Problema resuelto!

Si nota que siente poco deseo sexual, quizás simplemente deba regalarse más tiempo para familiarizarse con su ser recién nacido, y darse a sí misma la oportunidad para analizar de nuevo sus metas y sus relaciones actuales. ¡El descenso en el deseo sexual es muy común y, además, generalmente transitorio!

Esto es simplemente una manera en que su cuerpo quiere asegurarse de que usted se dé el tiempo y el espacio necesarios para su trabajo interior. (Esto es especialmente cierto si descubre que ahora están surgiendo muchos de los temas emocionales reprimidos.) Estará "de humor" de nuevo antes de que pase mucho tiempo.

Aun si ha pasado por una histerectomía, o le han extraído los ovarios, sigue en el juego. Una prescripción médica de algo de apoyo hormonal podría hacer milagros, pero esto no siempre es necesario: quizá no necesite en absoluto hormonas adicionales para sentirse sexual. Una de mis amigas cincuentonas es un buen ejemplo. Hace diez años, fue tratada por cáncer de mama con una lupectomía (mastectomía parcial), quimioterapia, radiaciones y la extracción del útero y los ovarios. Ahora disfruta de más placer que nunca en su vida y esto incluye placer sexual. El único apoyo hormonal que necesita es algo de estrógeno vaginal en forma de anillo de silicón que se obtiene por receta médica (su nombre comercial es *Estring*) y se coloca en la vagina. (Siempre consulte con su médico, el uso de estrógenos después de cáncer de mama no se recomienda generalmente, aunque yo en lo personal, creo que en muchos casos es completamente seguro.)

Mi amiga dijo: "El verdadero cambio surgió cuando tomé la decisión de permitirme sentir placer.

Esa decisión fue lo que puso en marcha mi deseo sexual, y también aumentó de manera significativa mi lubricación vaginal". (¡El óxido nítrico ataca de nuevo!) Como la historia de mi amiga lo ejemplifica, tener una buena relación con su pareja (y consigo misma), así como una fuerza vital intensa, con frecuencia es suficiente para cambiar sus niveles hormonales. ¡Así que aumentar sus niveles de óxido nítrico podría ser todo lo necesario para intensificar su vida sexual!

Después de todo, el sexo fabuloso siempre empieza en la mente. El órgano sexual más grande e importante en el cuerpo es el cerebro ¡y esto es cierto ya sea que tenga veintiocho u ochenta y ocho años! Lo que le quiere decir es esto: si se ve a sí misma como un ser sexual, de hecho, su cuerpo acatará esta imagen y responderá de acuerdo a ella. Se sentirá sexual, se comportará y pensará sexualmente. ¡Así sea! Lo he visto una y otra vez y es verdad. El mayor impedimento que debe superar para una vida sexual ardiente puede ser tan sencillo como aceptar que es posible el sexo maravilloso después de la menopausia ¡*y* creer que se lo merece!

Una cosa más respecto a la terapia hormonal (llamada también terapia de reemplazo hormonal o TRH). Algunas mujeres se sienten mejor con la terapia hormonal. Si ha intentado todo y aún siente poco deseo sexual, le recomiendo que revise sus niveles hormonales y comience con una pequeña dosis de estradiol bioidentical, progesterona o testosterona. La terapia hormonal es tanto un arte como una ciencia y puede requerir algo de tiempo para determinar su dosis adecuada.

En general prefiero la aplicación de hormonas preparadas, las que se absorben a través de su piel. Esto produce un efecto más natural que el de las hormonas en píldoras. Evite hormonas sintéticas que no son naturales para cuerpo humano femenino, las cuales incluyen: Premarin, Provera y Prempro. Muchas otras preparaciones están ampliamente disponibles. (Para mayor información, por favor lea en mi libro *The Wisdom of Menopause* la sección de las hormonas o visite la página en Internet en **www.drnorthrup.com.**)

Cientos de miles de mujeres entrando a la mediana edad en esta época, están redefiniendo apasionadamente sus expectativas culturales, incluyendo las de la sexualidad. Considere que es muy probable que usted viva treinta o cuarenta años después de la menopausia, y esta es entonces en verdad la "primavera" de la segunda mitad de su vida.

Soy un buen ejemplo. Llevé una vida plena y maravillosa antes de llegar a la menopausia. Pero desde que se ha completado mi transición a la mediana edad, mi vida ha excedido mis expectativas ¡en todos los sentidos! Mi capacidad de estar alegre se ha expandido exponencialmente. Físicamente, no sólo he bajado de peso, sino que me he vuelto más flexible y estoy más sana que nunca. ¡Y *nunca* me había sentido tan atractiva sexualmente! Si eso puede pasarme a mí, también puede pasarle a usted.

Recuerde, la única persona que puede ser un obstáculo para verse a sí misma como una mujer increíblemente sensual ¡es *usted*!

Ser su propia media naranja

Otra perspectiva que debe actualizar es la idea que necesita un hombre (o una pareja) para ser feliz. ¡Esto es una tontería! El hecho de no tener una pareja no significa que sea menos atractiva sexualmente, deseable o capaz de crear alegría exquisita y placer en su vida (y en la vida de los demás). Tener una pareja puede ser un experiencia sumamente satisfactoria, una que desee, pero no es cierto *necesita* una pareja para ser una mujer completa.

Siempre terminará desengañada si depende de otra persona para sentirse una mujer completa. Nadie puede revitalizar su vida sino *usted*. Usted hace que suceda. Solamente usted puede conocer su propia verdad; y solamente usted puede conversar con su propia alma.

Le sugiero que empiece esta parte de su viaje definiéndose como un *sujeto* sexual, en lugar de un *objeto* sexual: lo que significa que no se ve ante todo a sí misma como un vehículo para proveer placer a los demás, sino como una mujer que es completamente capaz, de proporcionarse a sí misma placer y alegría. Este cambio de orientación no es solamente revolucionario, ¡es totalmente evolucionista! Para llevarlo a cabo, debe estar dispuesta a tomar el control de su propia vida, convirtiéndose en la comandante de su propio destino. Olvídese de la damisela que está a la espera de que el príncipe azul llegue para convertir sus sueños en realidad. *Usted* debe hacer que su propia felicidad y placer sean su prioridad.

Al principio, esto le puede sonar un poco loco e incluso egoísta. Ciertamente, va en contra de lo establecido, ¿no? Pero cuando además comprenda, sin ninguna duda, que no es solamente *capaz* de crear su propio placer, sino que también es *responsable* de él, ya no se sentirá desilusionada (ni enojada) con los demás porque no pueden o no quieren hacerlo por usted. Esto no significa que nadie le puede brindar alegría y placer, ¡claro que pueden! Pero cuando asume la responsabilidad de brindarse lo que desea y necesita (así como de solicitarlo de los demás, cuando es apropiado), se sentirá más en control de su vida y menos como una víctima a merced de los caprichos de los demás. Llevar a cabo este paso es ¡deliciosamente empoderador!

Aquí está el porqué: cuando empiece a atraer alegría a su vida, en lugar de esperar recibirla (o que otorguen permiso para sentirla), empezará cada día y cada relación con un enfoque más sano y balanceado, positivo, amoroso y generoso. Al no estar implorando una limosna, estará más dispuesta a ayudar a los demás. Como nunca antes, podrá dar de corazón sin esperar nada a cambio. Y cuando lo hace, la alegría que experimenta como resultado, es ilimitada. Es una paradoja: aquellos que más dan (desde el fondo de su corazón) terminan recibiendo más. Y ahora que está en la mediana edad, tiene una mejor oportunidad para entenderlo y ver los efectos que esto tiene en su cuerpo y mente de una manera completamente nueva.

Abrirse a lo espiritual

Cuando empieza de manera consciente a traer más placer a su vida, no sólo experimenta una alegría profunda, sino que también abre la puerta para experimentar lo que tan sólo puede ser descrito como éxtasis espiritual. Esto es posible porque es obvio que usted es más que su cuerpo físico: es un ser físico *y* espiritual. Y de la misma manera que su cuerpo y su mente están conectados íntimamente, también lo está con la Fuente de Energía. No importa cómo la llame: su Yo Superior, Espíritu, Dios, Diosa: la Fuente de Energía es la gran entidad, de la cual todos nosotros formamos parte.

Cuando se libera de la basura que está sujetando (todos aquellos pensamientos autolimitantes e ideas anticuadas) y se permite aceptar y luego sentir de verdad la alegría y la pasión sin límites que están esperándola, sentirá su conexión con la Fuente de Energía más fuerte que nunca. Esta conexión poderosa no sólo la hace sentir bien, sino que alimenta incluso su alma. ¡Es como un orgasmo espiritual! La energía de la diosa, el aspecto femenino de la Fuente de Energía, nunca envejece. *Nunca.* ¿No es eso maravilloso?

Entonces, no debe sorprenderle que cuando usted siente más la Fuente de Energía fluyendo en su interior, cuando esa energía extática y estimulante empieza a aumentar, la experiencia a menudo es bastante erótica. Después de todo, el placer procrea más placer. Entonces, amigas, ¡abróchense los cinturones!

6. Entender que el sexo y la salud van de la mano

El éxtasis sexual no es un lujo. De hecho, los dos van de la mano. Para entender por qué, primero debe reconocer que el sexo no solamente ocurre debajo de la cintura: el éxtasis sexual es una experiencia de cuerpo completo. Y aún más que eso, es un evento de mente y cuerpo. Entonces, cuando agrega algo a un lado de la ecuación, es lógico que el otro lado también terminará con más.

Por ejemplo, hay una conexión verdadera entre lo que llamo "corazón bajo" (útero, pelvis, genitales y esa área de su cuerpo) y lo que llamo "corazón alto" (el músculo físico de su corazón así como la sede de todas sus emociones). Tener relaciones sexuales involucra su cuerpo y sus emociones, y da como resultado un placer máximo (lo cual puede significar el orgasmo, pero también pudiera ser cualquier sensación física intensamente placentera). Pero esto no es el fin de la historia. Conectar su corazón alto y bajo al experimentar el éxtasis sexual con frecuencia, conduce al placer óptimo en un nivel aún más *imponente*: ¡en un ser más sano física, emocional y espiritualmente!

El finado doctor Earle Marsh, del Institute for Advanced Study of Human Sexuality en San Francisco (famoso autor de "Physician, Heal Thyself" la historia que los miembros de Alcohólicos Anónimos llaman *The Big Book*) lo describe de esta manera:

> Si las personas se involucraran más sensualmente con sus seres queridos, ¡tendrían menos enfermedades, dormirían mejor y habría menos enfermos en los hospitales o sufriendo de una muerte prematura! ¡Abrazar, tocar, besar, cualquier cosa parecida funcionaría! Hemos descubierto que el sexo es uno de los tratamientos más eficaces para

aliviar la tensión, raíz de tantas dolencias. Una vez que la tensión desaparece, la intimidad sexual continuará sanándola y eliminará todos los síntomas. ¡El sexo, incluso un simple contacto íntimo lograría aliviar todo el cuerpo!

He visto esto confirmarse una y otra vez en mi propia vida, así como en la vida de otros. El concepto surgió de nuevo hace poco, en una conferencia que dicté en School of Womanly Arts de Mama Gena en la ciudad de Nueva York. Regena Thomashauer (conocida como Mama Gena), tiene el propósito de enseñar a las mujeres a experimentar más alegría y placer al afirmarse y afirmar a sus vidas. Antes de empezar mi charla, pregunté si algunas de las mujeres allí reunidas habían experimentado una sanación o mejoría de salud, mientras tomaban las clases de Mama Gena. Más de una docena levantaron la mano.

Luego, cada una de las mujeres compartió con el grupo la manera en que cultivar más placer en sus vidas deliberadamente les había ayudado a alcanzar una salud más vibrante, mejorando o curando una enfermedad degenerativa como el lupus y las migrañas, con los cuales muchos luchan por décadas. Fue increíblemente inspirador escuchar sus historias. Mi corazonada inicial fue acertada: el desarrollo deliberado de más placer en la vida realmente ayuda a sanar el cuerpo.

Cómo el sexo conserva su salud

Déjeme darle algunos ejemplos específicos de cómo el sexo genera salud. En primer lugar, como mencioné en el Capítulo 3, el placer sexual está asociado con la liberación del óxido nítrico del recubrimiento de sus vasos sanguíneos. La liberación de óxido nítrico ayuda a que la corriente sanguínea fluya más fácilmente por todos sus órganos vitales, reduce la presión alta y disminuye la inflamación celular. La disminución de la inflamación celular es significativa, porque esta inflamación conduce a varias enfermedades crónicas degenerativas, incluyendo las mortales: las cardiacas, apoplejías, cáncer y diabetes, así como: asma, artritis, Alzheimer, enfermedades del sistema inmunológico, trastornos digestivos, desequilibrio hormonal, osteoporosis y la enfermedad de Parkinson.

Incluso existen evidencias científicas de la relación entre la frecuencia sexual y la longevidad. Durante diez años, investigadores de la Universidad Queen en Belfast estudiaron a 918 hombres que vivían en Gales del Sur, en un rango de edades de los cuarenta y cinco a los cincuenta y nueve años, en busca de una relación entre la frecuencia sexual y las enfermedades cardíacas. En una edición de 1997 del reconocido *British Medical Journal,* los investigadores afirmaron que los hombres del estudio vivían más tiempo en cuanto más relaciones sexuales tenían. Aquellos que dijeron tener relaciones sexuales por lo menos tres veces a la semana tuvieron la mitad de riesgo de ¡un ataque al corazón o una apoplejía! Aunque todavía no se han realizado estudios similares en mujeres, ¡lo que es bueno para el macho, debe ser bueno para la hembra!

El orgasmo también eleva los niveles de químicos de"bienestar" en su cerebro y su cuerpo mencionados en el Capítulo 2: los neurotransmisores de betaendorfinas y prolactina. Si sus niveles de betaendorfinas bajan demasiado, probablemente desee consumir desmesuradamente azúcar, pan blanco, alcohol, tabaco o drogas: cosas que la hacen "sentirse mal". Y luego dice: *¿Por qué lo hice?* Entonces, tener relaciones sexuales con frecuencia no solamente la hace sentir bien, sino que también ayuda a prevenir los deseos que conducen a hábitos y comportamientos malsanos.

El aumento de prolactina, la hormona que crea vínculos afectivos, eleva su sentido de seguridad y protección en el mundo, le brinda un sentido de pertenencia, y es esencial para un sistema inmunológico sano. La prolactina también promueve una presión sanguínea más baja y un sensación de tranquilidad. ¡Así que el sexo frecuente también ayuda a fortalecer su sistema inmunológico y cardiovascular! No sólo eso, créalo o no, ¡también puede mejorar su sentido del olfato! Esto ocurre porque los niveles más elevados de prolactina causan que nazcan neuronas nuevas en la parte del cerebro que controla el olfato. ¡Incluso podría decir que gracias a la prolactina, el sexo ayuda a que su cerebro se expanda!

Desde una perspectiva oriental, la energía sexual es igual a la energía vital. Cuando puede incrementar y dirigir conscientemente esta energía sexual, ya sea durante la meditación o el sexo mismo (en el siguiente capítulo hablaré más sobre cómo hacerlo), puede ayudar a reconstruir órganos en su cuerpo. Por esa razón, la energía sexual es una de las energías más poderosas que posee para crear salud y vitalidad. Y no necesita una pareja para beneficiarse, ¡usted misma puede usar conscientemente la energía sexual! (¡También en el siguiente capítulo hablaré *más* sobre esto!)

El buen sexo también es sexo con protección

Por favor, preste atención a esta importante notificación: el sexo y el placer sexual pueden enriquecer su salud solamente si tiene relaciones sexuales seguras. Si tiene relaciones sexuales con una pareja nueva o si su relación no es monógama, es de vital importancia que se proteja contra las enfermedades de transmisión sexual, incluyendo el herpes genital, el virus del papiloma humano, la hepatitis B e incluso el VIH. En este punto de su vida, puede creer que no está en riesgo de tales cosas, pero el hecho es que la incidencia del VIH entre la gente de cincuenta años y más, está incrementándose al doble de rapidez que entre los adultos jóvenes.

Es cierto que la mayoría de las personas que contrae enfermedades sexuales no es mayor de cincuenta años. Sin embargo, 11 por ciento de los nuevos infectados con el VIH se encuentran entre las personas de este grupo de edad, lo cual no es un número insignificante. Después de todo, cualquier pareja que tenga es solamente tan segura como cualquier pareja que él o ella haya tenido alguna vez; y es tan segura como cada pareja que ellos hayan tenido alguna vez, y así sucesivamente.

No estoy compartiendo estas estadísticas para que sienta temor, sino para empoderarla y para que sea *plenamente* responsable de su salud. Y esto significa que tome las medidas necesarias para asegurarse de no contraer algo que no desea. Mantenga los fluídos de su pareja fuera de su vagina, ano y boca hasta que los dos se hayan hecho pruebas y conozcan mutuamente el estado de salud en que se encuentran. Esta es la mejor manera de mostrarse respeto a sí misma así como a su pareja.

Cuando toma estas medidas y sabe que puede hablar abierta y honestamente con su pareja, el sentimiento de seguridad y protección que le proporcionará (así como el aumento en el nivel de intimidad que experimentará) hará sus experiencias sexuales aún más intensas. ¡Usted lo verá!

El sexo como una experiencia espiritual

El placer sexual también alimenta su salud espiritual. La doctora Gina Ogden, experta en sexualidad humana, condujo la primera encuesta nacional sobre la integración de la sexualidad y la espiritualidad, en un período de más de dos años, cuando entrevistó a más de 3,800 hombres y mujeres. Los datos sobre su estudio, denominado Integrando la sexualidad y la espiritualidad (ISIS por sus siglas en inglés), hasta el momento han aportado material para dos libros (*The Heart and Soul of Sex y The Return of Desire)* y un tercero está en camino.

Cuando la doctora Ogden les preguntó qué cualidades de la sexualidad asociaban a sus vidas, el 83 por ciento de los entrevistados respondieron que la conexión con el Poder Superior. Además, ella informa que casi la mitad (el 47 por ciento) dijo que habían experimentado a Dios en el momento del éxtasis sexual (lo que puede o no significar el orgasmo).

Recuerde que cuando experimenta placer sexual, está haciendo mucho más que divertirse. De hecho, está invocando a la Femineidad Sagrada y permitiendo que esa energía viva y se desarrolle (y algunas veces hasta estallar) en su interior. En cierto modo, el placer sexual es una manera de infundir nueva vida a su propio carácter sagrado mientras, que al mismo tiempo, ese carácter sagrado está infundiendo nueva vida a su cuerpo físico.

Cuando busca activamente enriquecer su experiencia de alegría y placer todos los días, puede sentir la fuerza vital desarrollándose y expandiéndose. Esto produce como resultado grandes beneficios de salud en todos los niveles: físico, emocional y espiritual. Usted programa su cuerpo para una salud mejor cada vez que acepta el placer —sexual y de otro tipo— en su vida.

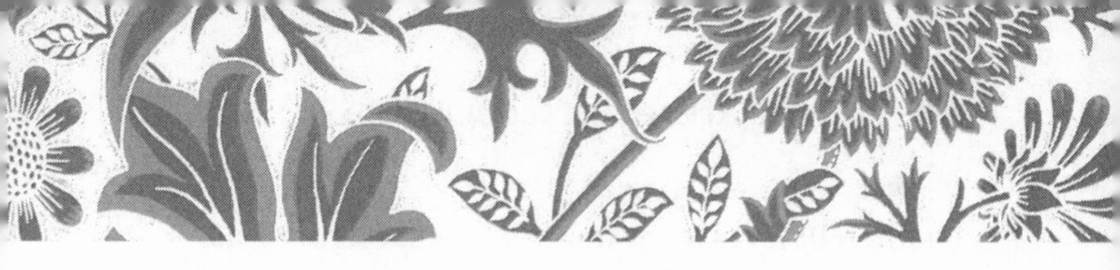

CAPÍTULO CINCO

Siete claves secretas que abrirán la puerta a una sexualidad y sensualidad maravillosas después de la menopausia

El sendero hacia un sexo maravilloso y un placer enriquecido después de la menopausia se puede resumir en siete claves, que descubrirá a medida que siga leyendo. No es necesario que las siga en orden, incluso hasta querrá usar más de una clave a la vez. De hecho, ¡se lo recomiendo encarecidamente! Puede encontrar algunas más fáciles que otras y posiblemente, no querrá usar cada una de las sugerencias que ofrezco. Sin embargo, le aseguro que alguna versión de cada clave es vital para su placer máximo y su salud vibrante, sin mencionar una vida sexual sensacional. Entonces, ¡trate de mantener su mente abierta, empiece ahora mismo y *diviértase* encontrando lo que más le convenga!

1. Conviértase en una ardiente exploradora de su propio placer

Preste atención a lo que le agrade, inspire y motive. ¡Recuerde que cualquier cosa a la que le preste atención, se expandirá! Por lo tanto, si se está concentrando en lo que le agrada, obtendrá más de eso. (Y lo opuesto también es cierto, si pasa mucho tiempo pensando en lo que le hace falta o no le gusta de su vida, ¿adivine qué pasará? ¡Obtendrá más de eso que no desea!)

Sea tan específica como le sea posible y anote todo lo que piense. ¡Quiero que realmente se divierta haciéndolo! Y luego, busque maneras para que se hagan palpables esos deseos. La idea es cultivar más alegría, momento a momento. Por ejemplo, uno de mis grandes placeres es tomar un baño con agua caliente todas las tardes. Cuando viajo, insisto en una habitación que tenga tina en vez de sólo ducha. Sumergirme en el agua es para mí una verdadera sanación; me renueva más que cualquier otra cosa.

¿Le gusta la lencería sensual? Compre una prenda nueva, ¡y luego úsela! No sólo algunas veces: úsela con frecuencia. (¡No le brindará la misma alegría si sólo la deja en el cajón del armario!) ¿Le gusta recostarse con comodidad a disfrutar de la lectura, pero rara vez se permite el tiempo para leer? Despiértese quince minutos más temprano a diario para leerlo, si no es una persona madrugadora, comprométase a acostarse con su libro quince minutos más temprano cada noche. Si le encantan las flores frescas, no espere a que alguien se las envíe. Cómprelas una vez por semana como un regalo para usted, aunque sólo sea un ramillete que consiga en la sección de flores del supermercado mientras hace las compras semanales de comestibles. Aún mejor, haga un pedido para que le entreguen un ramillete con una nota de amor dedicada a usted.

Si le gusta recibir masajes, pida una cita para recibir por lo menos uno al mes. Si no puede costearlo, póngase de acuerdo con su pareja o con su mejor amiga para intercambiar un masaje en la espalda o en los pies, con alguna frecuencia. Puede hacer lo mismo para arreglarse las uñas de los pies o de las manos.

Quizá le gustaría tener con frecuencia una noche romántica con su pareja. (¿A quién no?) ¡Pídalo! Y sea muy específica en lo que le complacería. Quedará sorprendida de la disposición de su pareja para ayudarla a hacerlo posible una vez que se lo pida. (Si no me cree, sólo inténtelo. ¿Qué tiene qué perder?) Incluso, si simplemente salen de paseo en automóvil una noche cálida del verano para contemplar las estrellas, se incrementará su alegría.

Algunas otras ideas que podría añadir en su lista incluyen: ir al cine con más frecuencia, salir de excursión o dar un largo paseo a pie una vez al mes, aprender, finalmente, a tocar un instrumento musical, llamar a un viejo amigo con quien hace mucho tiempo no habla pero que recuerda con frecuencia, inscribirse en una clase nocturna para adultos, ingresar en un club de lectura, empezar un deporte u organizar un almuerzo o cena cada mes con sus amigas. Una vez decidí tomar clases de tango argentino con unas amigas y nos divertimos muchísimo. ¡Hablando de algo romántico y sexy!

Conozco a una mujer que cambió su actitud en las mañanas por completo al oprimir el botón de su despertador que le daba diez minutos más de sueño sin interrupciones, algo que ella nunca se había permitido antes. Tuvo que poner su alarma diez minutos más temprano, pero en lugar de que un pensamiento negativo fuera lo primero que aflorara en su cabeza cada mañana, cuando escuchaba el zumbido de la alarma, su primer pensamiento era ahora: *Ah... puedo apagar ese horrible ruido y quedarme acostada por diez minutos más, disfrutando de mi cama acogedora.* Y entonces el sentimiento positivo marcaba la pauta para todo su día. ¿Entiende a lo que me refiero?

Piense en grande

Es estupendo atraer cosas pequeñas que le brinden placer; de hecho, ¡es maravilloso! Quiero que lo haga muy a menudo. Pero, ¿por qué detenerse ahí? La animo a que lo haga de verdad. Mientras esté haciendo su lista, resista la tentación de limitarse a lo que piensa que es posible o aún probable. No edite sus deseos. Preste atención a las cosas más pequeñas, pero también incluya las cosas grandes aunque piense que sea poco probable que se manifiesten en un futuro cercano.

La verdad es que cuando piensa en grande, *ocurren grandes cosas.* He aquí el porqué: cuando ahorra un poco de dinero, puede llevar a cabo pequeños proyectos. Pero cuando ahorra mucho dinero, puede financiar planes mucho más grandes. Pensar en lo que quiere atraer a su vida es como ahorrar dinero: mientras más piense y visualice lo que quiere, en lugar de lo que no quiere, tendrá más habilidad para crearlo.

El deseo es la voz de Dios

Confíe en sus deseos más profundos y pronto los verá manifestarse. Créalo o no, el universo desea hacerla feliz. Está diseñado así. De hecho, sus deseos específicos son el lenguaje que Dios/Diosa/su Poder Superior/la Fuente de Energía, usa para hablarle directamente, para decirle lo que le brindará su máxima realización. Siempre y cuando no le causen daño a usted o a otra persona, estas ideas no son placeres vergonzosos. El placer y la pasión verdaderos y perdurables son instrucciones de una fuente superior, así que no los combata. ¡Disfrútelos!

Sin embargo, con demasiada frecuencia las mujeres temen conectarse con sus deseos porque sienten que están actuando de forma egoísta. Además, se sienten culpables o indignas por querer algo que anhelan. Si esto la describe de alguna manera, deseo que sepa lo siguiente: conectarse con sus deseos específicos y manifestarlos no es solamente bueno para usted, también ennoblece al planeta entero. ¡Es verdad! Cuanto más se conecte con lo que de verdad verdad desea y lo haga realidad, más terminará dando a todos a su alrededor y además, ayudará a los demás a sentirse libres de alcanzar lo que desean. Y el ciclo continúa. ¡Los efectos son de gran repercusión!

Recuerde, usted debe su propia existencia al deseo: en primer lugar, el deseo y el placer la han creado (y a sus hijos y seres queridos). Usted fue concebida en un orgasmo (o por lo menos con el orgasmo de su padre). De hecho, ¡todo el universo empezó con un *big bang! (Un gran orgasmo:* bang es la jerga utilizada en inglés para las relaciones sexuales)

Estoy segura que hay algunas de ustedes que están bastante satisfechas con su vida y sienten que ya han cultivado una buena cantidad de placer y alegría. Fantástico. ¡Bravo! Pero esto no es suficiente para redimirla. Deseo desafiarla a que cultive aún *más* alegría. Es verdad; observe más detenidamente, busque más adentro y encuentre cosas que le ayuden a seguir conectada con el placer. Porque el hecho es que el ser humano ha sido diseñado para experimentar un placer y una alegría sin límites (disponibles para cada uno de nosotros en un suministro infinito). Siempre será capaz de experimentar más placer del que actualmente se permite sentir. No importa dónde esté en la escala de la alegría en este momento, tome cartas en el asunto y elévelo. ¡Su salud y felicidad dependen de ello!

2. ¡Excítese!

Todo este paso se refiere a reprogramar su cerebro y su cuerpo para recibir el máximo placer. ¡Recuerde que el cerebro es el órgano sexual más grande del cuerpo! Su sexualidad involucra infinitamente más factores que los que simplemente ocurren en sus genitales.

Las mujeres con lesión en la médula espinal y que no pueden sentir nada debajo de su cintura, siguen siendo capaces de tener orgasmos porque sus cerebros son capaces de recibir señales de respuesta sexual a través de vías alternas. La doctora Gina Ogden, investigadora sexóloga, refiere en su libro *Women Who Love Sex,* que algunas mujeres son capaces de alcanzar el clímax solamente de pensar lo que les estimula eróticamente. Esto es cierto porque la respuesta sexual está relacionada con la totalidad de su ser: físico, emocional, psicológico y espiritual.

Esto quiere decir que usted puede aprender a *excitarse* al escoger conscientemente pensamientos y comportamientos que no sólo le permitirán, sino que realmente le estimularán su cuerpo, mente y espíritu para sentirse más joven, más sexy y con más vida. Puede excitarse no importa si está teniendo relaciones sexuales con cierta frecuencia, si tiene pareja o no, o si lo cree posible. Si tiene un cuerpo y un cerebro y aún respira, puede ponerse en contacto con su sexualidad y sensualidad, y aprender a excitarse.

Excitarse también implica calmarse

Para excitarse se requiere reprogramar su cerebro para activar pensamientos positivos y afirmantes de la vida. También se requiere *desconectar* la forma de pensar que le impide de sentir toda la energía de la fuerza vital con pensamientos como: *Estoy muy vieja para eso, estoy muy gorda para ser atractiva sexualmente, ya no soy bonita* y *no tengo energía para tener relaciones sexuales formidables.* Porque lo más probable es que haya estado usando por algún tiempo esos viejos programas de autolimitación, entonces, le puede costar mucho esfuerzo cambiar a los pensamientos nuevos que le brindarán más alegría y una cantidad colosal de energía vital. Sea paciente.

La clave es no juzgarse o criticarse por los viejos modelos. De hecho, tan pronto como lo hace (pensamientos como: *¡Oh no, otra vez, nunca seré capaz de programar mis pensamientos!*), refuerza *más* pensamientos negativos. El secreto es que tan pronto advierta que los viejos pensamientos están rondando en su mente, se ame por pensar así y diga: "Soy tan adorable por tener estos pensamientos. Y qué belleza que tengo el poder para cambiarlos". Luego, concentre de inmediato su atención en cualquiera de los nuevos modelos de pensamientos que le brinden máximo placer.

Por ejemplo, cuando advierta que está pensando: *Odio estos muslos flácidos y gordos. ¡Qué asco! ¿Quién podría quererlos?* Inmediatamente, cambie sus pensamientos a: *Me encanta que acaricien mis muslos, y a mi pareja le encanta que lo envuelva con ellos cuando hacemos el amor, ¡Mmmm!* Expulse los viejos pensamientos automáticos de sus muslos y acepte los nuevos, los más positivos y placenteros.

Debo advertirle: al principio no es fácil y puede parecerle tonto. Pero *funciona*. Confíe en mí y no se dé por vencida. Empiece cambiando su atención al tener el próximo pensamiento negativo y luego continúe a partir de allí. Si fracasa, empiece de nuevo. Cuanto más consciente sea de este cambio, más pensamientos afirmantes positivos tendrá para estimular el óxido nítrico, el cual empezará a circular en su mente para excitar su cuerpo. Una vez que ocurra con frecuencia encontrará infinitamente más fácil seguir eligiendo pensamientos positivos hasta que eventualmente, se convierten en sus modelos de pensamiento nuevos y predominantes.

La razón por la cual funciona es porque los pensamientos amorosos y placenteros la conectan directamente con la energía vital. Es como sembrar semillas y luego regarlas y cultivarlas hasta que brinden una cosecha abundante. Por otro lado, los pensamientos negativos, sin esperanza y críticos agotan drásticamente su energía vital. El resultado es como si nunca hubiera regado esas plantas. Como si hubiera impedido que les diera el sol, poco a poco se marchitarían y morirían. ¡No deje que esto le siga ocurriendo!

Esta forma positiva de pensar es de vital importancia porque es absolutamente necesaria para evaluar y respetarse a tal grado, que *desee* excitarse y crea que *merece* excitarse. Si necesita un poco de ayuda para esto, imagínese que está visitando a un dignatario, una celebridad popular, querida y muy respetada, incluso a una diosa, cualquier personaje que en su mente merezca placer y consideración especial. ¡Imagínese cómo sería tratada si fuera esa mujer, y luego, trátese a sí misma de esa manera!

Señoras, ¡enciendan sus motores!

Una forma estupenda de experimentar inmediatamente el poder de su propia sexualidad y sensualidad, es usar afirmaciones que en verdad enciendan su ardor. Unos buenos ejemplos incluyen:

- *Hago el amor a rienda suelta, sin inhibiciones. Soy una fuerza natural sexualmente atractiva, desenfrenada y bellísima.*

- *Soy la personificación de Afrodita. Mi cuerpo, mente y espíritu son canales sensibles y receptivos para el éxtasis sexual total.*

- *Estoy completamente excitada y soy irresistible. Soy la personificación de la entrega total al placer. Soy la cortesana divina.*

- *El amor divino y la sexualidad divina me despiertan ahora al placer sexual más allá de mis sueños más audaces.*

Escriba algunas afirmaciones propias, enfocándose en palabras y frases que específicamente le atraigan. Escoja una y dígala en voz alta por lo menos dos veces al día. Y después, observe cómo sus niveles de óxido nítrico surcan los cielos.

Recuerde que la sexualidad es una experiencia sensorial que involucra su cuerpo y sus sentidos. La vista, el oído, el gusto, el tacto y el olfato pueden representar un papel esencial en la excitación. Sea creativa y experimente con lo que le funcione. Las siguientes sugerencias incluyen al menos uno o más de los sentidos:

— Lea libros que le parezcan al menos un poco eróticos. Desde las novelas románticas clásicas del corpiño desgarrado (me encanta *The Wolf and the Dove* por Kathleen E. Woodiwiss, y otros de sus libros) hasta el material erótico escrito especialmente para mujeres (como las colecciones de historias eróticas cortas por la doctora Lonnie Barbach). Las historias eróticas *(Delta of Venus* y *Little Birds*) de Anaïs Nin, también son una excelente elección. ¿Sabe por qué el 80 por ciento de los libros publicados hoy en día son novelas románticas? Es porque excitan a las mujeres. ¡Una amiga mía las llama *cliteratura*!

— Vea más películas sensuales (con o sin su pareja). Para la mayoría de las mujeres, las películas con el más alto potencial de excitación son aquellas con una buena banda sonora, una buena historia y buena iluminación. (Las películas explícitamente pornográficas no son nada excitantes para mí ni para muchas otras mujeres.) Algunas sugerencias incluyen: *Wild Orchid, Emmanuelle, Emmanuelle II,* y *Two Moon Junction.*

Asegúrese que cualquier película erótica o sensual que vea (o incluso los libros que lea), no sean de ninguna forma degradantes para las mujeres. Conectarse con su sensualidad debe ayudarla a construir su autoestima, no a destruirla.

— Redecore su dormitorio para hacerlo más sensual. Elija colores y telas que sugieran calidez, tonos como rosas, duraznos, marfiles y cremas. Compre las sábanas más finas que pueda, use luces que favorezcan los tonos de la piel y asegúrese que el lugar sea apacible y acogedor.

(Esto, definitivamente, significa que elimine cosas como el escritorio donde paga las cuentas, el equipo para hacer ejercicios ¡y definitivamente la computadora!)

— Pruebe un poco de aromaterapia. Encienda velas aromáticas o queme incienso. Use aceites aromáticos para masajes, ¡incluso hay algunos que tienen sabor! Y aunque no piense salir, use perfume o colonia (de diferentes aromas de acuerdo a su estado de ánimo). Coloque una almohadilla perfumada en el cajón de su ropa interior.

— Escuche música que la estimule. Podría ser música suave y dulce (como canciones de amor o música tradicional de artistas como James Taylor), o podría ser algo más alocado con un ritmo fuerte (como cualquier música para bailar). Hasta quizá podría intentar escuchar una selección de las "clásicas" populares en su juventud; pero elija aquellas de las que tiene un recuerdo positivo y que le evocan buenos tiempos. Otra opción es escuchar un disco compacto con sonidos de la naturaleza. Muchas mujeres encuentran especialmente sensual el sonido de las olas del mar o de la lluvia.

— Use lencería sexy (aun si duerme sola) y ropa interior sexy (incluso si ese día sólo va a trabajar o al supermercado). Se siente divinamente sensual dar un paseo sabiendo que ¡es su secreto!

— Tome baños sensuales en la tina a la luz de las velas, con burbujas o aceites perfumados y con música de fondo. Después de cada baño o ducha, use lociones perfumadas para el cuerpo que sean intensas y cremosas. Encuentre formas sensuales, pero no necesariamente sexuales para disfrutar de tocar y acariciar su cuerpo.

— Tenga fantasías con mayor frecuencia. No tiene que imaginarse una escena fogosa exclusiva para adultos, ¡pero la felicito si lo hace! Sólo debe visualizar algo que la haga sentirse sexy y llena de vida. Puede fantasear que lleva un vestido vaporoso y entra en un salón lleno de gente, seduciendo a un hombre atractivo, tomando el sol en la playa en un traje de baño atrevido (¡o quizás con los senos al descubierto!) o quizá disfrutando una cena romántica con su pareja (desnudos, por supuesto).

Una vez que haya empezado a excitarse, le va a encantar cómo esto la hace sentir. Y pronto tendrá muchas más ideas propias. Recuerde, que si puede soñarlo, puede lograrlo. Su cuerpo no puede distinguir entre la fantasía y la realidad y responderá —¡cada vez!— con la excitación perfecta correspondiente a esos pensamientos eróticos.

3. ¡Recuerde que una mujer excitada es irresistible!

Su deseo —su habilidad de excitarse— es como Viagra virtual para su pareja. No hay en el planeta afrodisiaco más poderoso que una mujer que se siente irresistible. ¡Una verdadera posición de poder! Cuando se siente deliciosamente sexy (tenga o no pareja en el momento), ¡emana fuerza vital y entusiasmo absolutamente contagiosos! Por ejemplo, he conocido a más de una mujer cuyos esposos dejaron de experimentar disfunción eréctil después que ellas se permitieron sentir más placer en su vida.

Como mujer, ¡*usted* es la guardiana y la fuente de la excitación! Cada vez que *usted* se siente atractiva y sexy, *él* (o ella, dependiendo de su preferencia sexual) la verá atractiva y sexy. Es así de fácil. Pero, para que esto suceda, debe sentirse que está excitándose para usted, no para alguien más. Si lo está haciendo para alguien más, lo que diga y haga no parecerá tan real ni funcionará tan bien. Sólo cuando se excita para su propio placer y provecho puede producir la clase de energía sexual, magnética y de alta potencia que le brindará las mejores experiencias sexuales de su vida.

La razón por la cual las mujeres son las guardianas de la excitación es que nosotras tenemos una reacción global a la fuerza vital dondequiera que la veamos. Por ejemplo, las investigaciones recientes demuestran que las mujeres experimentan un flujo sanguíneo más abundante en sus genitales cuando ven a una pareja teniendo relaciones sexuales; cualquier clase de pareja (heterosexual u homosexual de ambos sexos). Por otra parte, los hombres tienen una reacción sexual al observar a dos mujeres o a una mujer y a un hombre, pero sólo si son homosexuales o bisexuales reaccionarán al ver a dos hombres teniendo relaciones sexuales. Esto no significa que las mujeres en el estudio sean bisexuales o lesbianas porque les excite la fuerza vital del sexo en ambos sexos (no es que haya nada malo en esto, como diría Jerry Seinfeld). Significa que dondequiera que las mujeres veamos la fuerza vital, resonamos con ella como si fuéramos radares. Las mujeres —¡usted incluida!— son la fuente misma del deseo.

Las evidencias científicas lo respaldan. Los investigadores han descubierto que, por ejemplo, cuando una mujer está ovulando, su óvulo envía una señal química que atrae al esperma. Las mujeres también emiten feromonas (moléculas inodoras secretadas por las glándulas en las axilas y el área púbica) que las hacen más atractivas a los hombres durante la ovulación. Uno podría decir que las mujeres tienen un tipo de magnetismo químico, una fuerza sutil que hace que las personas desean estar con ellas.

Y aún más, esta fuerza no está limitada a la atracción sexual. Todos a su alrededor sienten la sutil atracción. (Es probable que vea esto en sus propios hijos o en los miembros de la familia: en general, los niños, cuando están alterados o bajo estrés, siempre parecen preferir a sus madres y definitivamente se sienten más atraídos hacia ellas que hacia sus padres). ¡El poder de atracción de las mujeres es realmente original!

¿Quién, yo?

La mayoría de las mujeres no tiene idea de cuánto poder verdaderamente puede ejercer en esta área. Nuestra cultura estimula a las mujeres a que se comparen con lo que la sociedad considera hermoso y sexy y subsecuentemente, sufren un sentimiento de inferioridad cuando deciden que no están a la altura de las circunstancias. Otra regla tácita en nuestra cultura es que toda mujer valiosa, tiene un hombre, entonces, si usted no tiene pareja, obviamente no es deseable. ¡Esto es absolutamente ridículo! En el planeta hay solamente una persona que debe considerarla vibrantemente sexy: *usted.* Una vez que pueda verse como la fuerza de la naturaleza: sexy, apasionada, bellísima según mencioné en la última sección (¿recuerda sus afirmaciones?), los demás tendrán que verla así también.

Más de un hombre me ha dicho que se sentiría mucho más atraído por una mujer de apariencia común y corriente, pasada de peso, que se exprese, se mueva y se vista como si fuera la persona más apasionada del mundo, que por una mujer modelo, bella, insegura de su aspecto o, que simplemente, no sea divertido estar con ella. Esto no significa que usted tenga que andar medio desnuda, comportándose como si fuera una mujer fácil para ser advertida. Me refiero al personaje de la diosa, no a una promiscua en potencia.

Pero no me crea así no más. Compruébelo usted misma con este ejercicio divertido: piense en una actriz o incluso en uno de sus personajes favoritos de un libro con una connotación sexy. Luego, durante una tarde o una nohe finja que es esa persona: camine y hable como ella e, incluso, piense como ella. Quizá hasta pueda vestirse como ella, sólo para facilitarle mantener la sensación. Realice sus diligencias normales, cene fuera de casa o simplemente dé un paseo. Advierta las reacciones de las personas cuando se relacione con ellas (incluso cuando pase a su lado en la calle). ¡Quizá se sorprenderá!

Revele el secreto

Estoy segura que ha escuchado el refrán: "¡Lo que no se exhibe, no se vende!" Y bien, *todas* tenemos algo para exhibir, incluyéndola a usted; y si no decide mostrar lo que tiene, nadie lo hará por usted jamás. No se conserve más en secreto. ¡Exhíbase (por supuesto, hablando metafóricamente)!

Olvídese de tratar de ser lo que cree que lo demás (o al menos los miembros del sexo que la atrae) quieren que usted sea. Celebre quién y cómo es. Si es alta, siéntase orgullosa de su altura, no use zapatos sin tacones ni se encorve. Si tiene más carnita en sus huesos de la que le gustaría tener, considere sacarle provecho a esta situación mostrando un poco más su escote.

El asunto es que cuando saca el máximo provecho de lo que tiene, en lugar de andar como si se estuviera disculpando por lo que percibe como defectos o escondiendo lo que tiene, todo cambia y de buena manera. Su conversación es más ingeniosa y tiene más chispa, y se ríe con más frecuencia. Su cara se ve más amigable y es más accesible: se divierte más. Entonces, ¡hágalo!

Cuando no se está escondiendo de sí misma (o de alguien más), está más interesada en las personas a su alrededor y es más interesante para todos: hombres y mujeres. En resumidas cuentas, cuando se acepta a sí misma, el mundo la acepta también, y los hombres (y también muchas mujeres) la encontrarán increíblemente embriagadora, no importa si su talla es 6 ó 16. (Recuerde que para los arquetipos actuales, hasta Marilyn Monroe se consideraría un poco voluminosa. (Y ¿quién podría decir que ella no irradiaba deseo sexual?)

Diálogo delicioso

Ahora que se ha excitado a sí misma y a su pareja, le ofrezco un pequeño consejo para lo que sucederá después. Para un sexo fabuloso y glorioso, debe *mantenerse* excitada. No le entregue automáticamente esta responsabilidad a su pareja simplemente porque han estado en la cama. Los hombres en particular sienten una enorme presión, porque nuestra cultura dicta que ellos saben siempre exactamente lo que tienen que hacer para satisfacer a una mujer. ¡No es de sorprender que tantos hombres sufran de disfunción eréctil!

Otro consejo: elimine las dudas. Dígale a su pareja lo que le gusta y pida lo que quiere; o por lo menos exprésele lo que está haciendo bien. El sexo es infinitamente más ardiente con un poco de orientación. ¡Ahora no es el momento para ser tímida! Más allá de ser un insulto, su pareja disfrutará esta información como si fuera un consejo para las acciones de la bolsa (y con algo de suerte la encontrará más gratificante). Saber que la está llevando al borde del éxtasis total (y aún más allá) es una excitación *increíble* para él.

Por supuesto, para decirle a su pareja exactamente lo que quiere y cómo lo quiere, usted misma tiene que saberlo. Está en la mejor posición para entrenar a su pareja para ser un buen amante, cuando usted misma conoce íntimamente los gustos y aversiones sexuales de su propio cuerpo, lo que nos lleva a la próxima sección. ¿Lista para zambullirse? ¡Qué bien! Pero olvídese de su traje de baño... para esta sección, señoras, ¡vamos a nadar desnudas!

4. ¡La práctica hace el placer!

Usted no puede esperar que su pareja sepa cómo complacerla sexualmente si usted no sabe cómo complacerse a sí misma. Él (o ella) no nació sabiendo exactamente lo que usted necesita en la cama. ¡Ni siquiera usted! Este es un conocimiento adquirido; no todo es instinto, entonces no intente guiar a otra persona en un territorio en el que usted jamás se ha aventurado. ¡Que empiece la exploración!

Como comentó en una ocasión la doctora Jocelyn Elders, Primera Ministra de Sanidad de raza negra (nada menos que en la televisión): "Sabemos que más del 70 al 80 por ciento de las mujeres se masturban y 90 por ciento de los hombres se masturban, el resto miente".

Deseo decirlo de inmediato: odio la palabra *masturbación*. Tiene connotaciones tan pesadas y vergonzosas que prefiero el término usado en la antigua literatura taoísta: *autocultivación*. Autocultivación y autoplacer no implican nada más que crecimiento positivo, deleite, diversión y satisfacción.

Sin embargo, a lo que se resume, es a la práctica. Es la única manera que puede descubrir lo que realmente la excita. La autocultivación es aprender a hacer que arranque su propio motor, como dice Regena Thomashauer (Mama Gena). Es reprogramarse para obtener placer y una producción máxima del óxido nítrico. Y esta es una práctica empoderadora de *salud*, igual a meditar o hacer ejercicio. Además de simple y llanamente sentirse bien, el autoplacer frecuente ayuda a mantener su vagina bien lubricada y estimula el flujo sanguíneo hacia la pelvis. La estimulación de los pezones estimula la salud de los senos. Entonces, practíquela con frecuencia, ¡por lo menos, dos veces por semana!

El poder de la respiración

La respiración es de vital importancia para cultivar su energía sensual y sexual, porque ayuda a circular sentimientos placenteros a través de su todo cuerpo, permitiéndole sentirlos plenamente. Con el tiempo, podrá mover conscientemente esa energía de fuerza vital por todo su cuerpo a voluntad, sólo por medio de su respiración y su intención. Durante la relación sexual (sola o con su pareja), incluso puede dirigir el orgasmo a lo largo de todo su cuerpo, permitiéndole llenar cada órgano y e impregnar sus huesos. ¡Vaya!

Para empezar a entender cómo funciona esto, le recomiendo que intente los siguientes ejercicios de respiración, basados en los antiguos principios taoístas. El Tao es un término chino que se traduce como "el camino" y se refiere a la forma en que el universo está ordenado y cómo la energía fluye en el mundo natural. Tradicionalmente, muchas de estas prácticas han estado disponibles sólo para unos pocos elegidos, aunque recientemente han sido abordadas abiertamente y enseñadas no sólo en Asia, sino también en todo el mundo. En mi experiencia, las mujeres que practican estas técnicas poseen una energía que no tiene edad y una apariencia inusualmente joven.

Me gustaría compartir con usted los siguientes ejercicios que enseña Saida Désilets, la fundadora del método Désilets, un programa dedicado a la educación y empoderamiento de la energía sexual. (Todos estos ejercicios y más están detallados en el libro de Saida, *Emergence of the Sensual Woman,* así como en su DVD, *Tao of Ener'chi:* ambos los recomiendo encarecidamente.

Para mayor información, vea el sitio en Internet de Saida: **www.thedesiletsmethod.com.**)

Empiece simplemente cerrando sus ojos y respirando despacio y profundamente usando su estómago (y no sólo la parte superior de sus pulmones, como lo hace con frecuencia la mayoría de nosotras). Relájese con la sensación de su respiración, percatándose de que su cuerpo entero se llena de la energía vital con cada respiración. Permanezca con esta sensación y disfrútela.

Luego, mientras transcurre su día, piense en expandir todos sus sentidos a través de todo su cuerpo, tal como lo hizo con su respiración. Cuando coma, no sólo saboree la comida con su lengua, sienta que la saborea con todo su cuerpo de la cabeza a los pies. Cuando vea algo hermoso, imagínese que todo su cuerpo, no sólo sus ojos, lo está contemplando. Haga lo mismo con el sentido del olfato, permitiendo que los aromas permanezcan no sólo en su nariz, sino que penetren hasta su piel.

Una vez que esté consciente de su respiración y cómo está conectada a su sensualidad y sexualidad, estará lista para empezar a aprender a emplear su energía sexual, a controlarla y a circularla. Al hacerlo, despierta su sistema nervioso poniendo en movimiento su conciencia a través de una vía conocida como órbita microscópica. Esta órbita va desde su perineo (la parte en su cuerpo entre su vagina y el ano) ascendiendo por su columna vertebral, a través de su cabeza, debajo de su lengua, al frente de su cuerpo y descendiendo hasta su perineo (observe el diagrama).

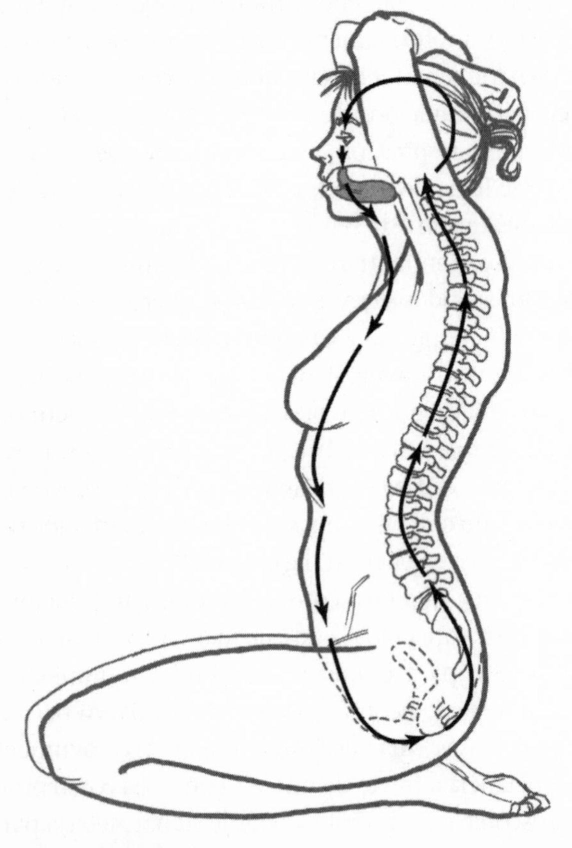

© Doctora Christiane Northrup
Ilustración por Mark Hannon

Al colocar su lengua en la parte superior de su paladar conecta esta órbita. Hágalo y luego, a medida que inhale, visualice una esfera dorada de energía vital subiendo por su columna vertebral hacia su cabeza. Retenga su respiración sólo por un momento, imaginándose la energía moviéndose en espiral como un trompo en su cerebro. Al exhalar, visualice la energía descendiendo por la parte frontal de su cuerpo mientras se completa la órbita.

Cuando la energía llegue a su ombligo, puede elegir entre hacerla girar a su alrededor para luego almacenarla allí como una perla preciosa para un uso en el futuro, o mantener en el circuito continuo y regresarla a su perineo.

Al intentarlo por primera vez, dedíquele el tiempo suficiente para que pueda concentrarse completamente en la órbita y estimular el movimiento de la energía. Después lo podrá hacer dondequiera, cuando quiera y tantas veces como lo recuerde. Con la práctica, al despertar más y más su fuerza vital, será realmente capaz de sentir fluir la energía. ¡Es maravilloso!

Esta órbita armoniza y equilibra su cuerpo e intensifica su orgasmo. (Imagínesela como ver a través de una ventana que previamente estuvo empañada y que quedó reluciente después de su limpieza.) ¡Cuanto más lo practique, más divertidos serán todos sus placeres (incluyendo el orgasmo)!

Los seis sonidos curativos

Saida también enseña una práctica (basada en la sabiduría del maestro taoísta Mantak Chia en su Tao Universal) llamada "Los seis sonidos curativos" que ayudan a transformar los sentimientos negativos y estresantes en emociones más positivas que intensifican la vida (y a su vez, le brindan más acceso a su energía sensual y sexual). Puede realizar los siguientes sonidos y ejercicios que le ayudarán a intensificar el resultado. Con cada ejercicio haga el sonido al exhalar:

- *Hsssssssss (pulmones):* Con sus brazos levantados encima de su cabeza, ponga las palmas de las manos hacia arriba y mire hacia arriba. Imagínese que está inhalando valor y seguridad; y luego al exhalar, visualícese exhalando la tristeza y la autocrítica, mientras recuerda hacer el sonido hsssssssss.

- *Choooooooo (riñones):* Con las manos en sus rodillas encórvese y mire hacia el frente. Inhale apacibilidad y tranquilidad y, mientras hace el sonido, exhale sus miedos y dudas.

- *Shhhhhhhhh (hígado):* Enlace las manos sobre su cabeza con las palmas hacia fuera, inclínese hacia la izquierda y mire hacia arriba. Inhale bondad y aceptación y luego, exhale ira y frustración.

- *Hahhhhhhhh (corazón):* Usando la misma posición del ejercicio anterior, esta vez inclínese hacia la derecha. Inhale amor, alegría y respeto; luego exhale impetuosidad, impaciencia y apatía.

- *Hoooooooo (bazo):* Presione con sus dedos debajo de la parte izquierda del frente de la caja toráxica y luego inclínese hacia delante hacia sus dedos. Inhale sinceridad y justicia, y luego, exhale estrés y preocupaciones. (Cuando haga este sonido hágalo de una manera gutural, constriñendo levemente los músculos de su garganta).

- *Sheeeeeeee (el termostato corporal):* Empezando con las manos sobre su cabeza, imagine que está presionando un rodillo de amasar a lo largo de todo su cuerpo. Presione directamente hacia abajo con sus palmas desde su cabeza hacia sus caderas y termine con sus dedos apuntando hacia el piso. Inhale una sensación de vitalidad radiante y exhale cualquier exceso de calor y energía vieja y enferma.

La sonrisa interior

El último ejercicio sencillo, pero poderoso, del Tao Universal que Saida ha adaptado específicamente para el cultivo de la energía sexual, que compartiré con usted, se llama "la sonrisa interior". Le ayuda a crear una relación positiva consigo misma, profundizando su capacidad para la intimidad.

Cierre sus ojos y recuerde la sonrisa de alguien que ama y en quien confía. A medida que sienta que está respondiendo a esta sonrisa, dirija su propia sonrisa hacia el interior de su cuerpo. Imagínese sonriéndole a cada uno de sus órganos y a cada parte de su cuerpo (incluyendo su corazón y genitales), en especial a aquellas partes de su cuerpo por las que no siente mucho amor. (Le recomiendo poner su mano izquierda sobre su corazón y la derecha sobre sus genitales mientras hace este ejercicio, enviando conscientemente la energía amorosa de su corazón "alto", a su corazón "bajo", sus genitales.)

Este ejercicio es en extremo curativo y realmente transformador. A medida que sea capaz de sonreírle a cada una de sus partes, sentir su propio respeto innato y la alegría por quien usted es, estará conectándose con el potencial ilimitado de su placer. Esta es una manera poderosa de honrar la fuente mayor de vergüenza de las mujeres y cambiarla por su fuente mayor de placer.

Conocer su clítoris es amar su clítoris

Mientras que muchas áreas de su cuerpo pueden ser extremadamente sensibles (por ejemplo, los labios y los pezones son exquisitamente erógenos), su clítoris es, sin duda, la clave para su satisfacción sexual, dado que es la sede de todos los orgasmos. A pesar de lo que ve en las películas y en la televisión, menos del 25 por ciento de las mujeres alcanza el clímax sólo por medio del coito.

Lo primero que debería saber sobre este pequeño y fabuloso órgano es que responde a palabras amables como, por ejemplo, decirle que es bello. Hable consigo misma. Mire sus genitales en el espejo y dígase a sí misma que es bellísima y sexy. Si se lo dice, su clítoris lo *sentirá*, ¡y también usted!

Al usar un lubricante (la jalea K-Y o Sylk funcionan muy bien) intente acariciar su clítoris mientras presta atención a qué clase de caricias (rápidas o lentas, fuertes o suaves, hacia delante y hacia atrás o en círculos), le brinda más placer y en qué orden. Busque los sitios más sensibles específicos en el clítoris. Para la mayoría de las mujeres, está en el lado izquierdo, lo que equivale a la posición de la 1:00 en un reloj *(su* 1:00 mirando hacia abajo). Entonces practique en este punto hasta que lo conozca realmente, realmente bien.

También la entrada de la vagina tiene muchas áreas placenteras. Explore toda su vulva, vagina, clítoris, labios vaginales, así como sus muslos, senos y cada parte de su cuerpo. De hecho, con el tiempo podrá reprogramar su cuerpo para un máximo placer simplemente estando consciente de sentir plenamente. Por ejemplo, el labio superior de la boca y el clítoris tienen una conexión directa en las mujeres (por la cual besar es tan placentero). Intente pasar su lengua o el dedo índice sobre su labio superior mientras piensa en su clítoris o lo toca. Hay una conexión muy intensa entre sus senos y su clítoris. (La estimulación de los pezones aumenta el placer sexual e incrementa la corriente sanguínea hacia los genitales.)

Intente diferentes maneras de tocarse; quizá considere acariciar ligeramente todo su cuerpo con una pluma suave. ¿Qué la hace sentir bien... y qué la hace sentir fabulosa? ¡Descúbralo!

Tener fantasías siempre es una forma grandiosa para conectarse con su excitación durante su autocultivación (o durante el sexo con su pareja). No se detenga pues una fantasía, después de todo, no tiene que ser algo que realmente estaría dispuesta a hacer. Una de las fantasías más productivas es simplemente imaginarse a sí misma deliciosamente sexy e irresistible. (Y le diré un secreto, el cual espero que haya dejado de ser un secreto para usted: no es una fantasía, *¡es la realidad!)*

Para más ideas sensuales de autoplacer, le recomiendo encarecidamente el libro *The Illustrated Guide to Extended Massive Orgasm* por el doctor Steve Bodansky y la doctora Vera Bodansky.

Conozca su punto G

Aunque el tema del punto G ha sido debatido acaloradamente, le aseguro que en verdad existe. Es un área del tamaño de una moneda de cinco centavos estadounidenses, localizada aproximadamente a cinco centímetros dentro de la pared frontal de la vagina, más o menos en medio del hueso púbico y la cerviz. Cuando está excitada, esta área se inflama, facilitando su localización —especialmente si está arrodillada o de cuclillas—; después puede buscarla con sus dedos. Puede descubrir que es más fácil tener orgasmos múltiples al estimular este punto, entonces ¡practique con él! (A propósito, algunos expertos dicen que las mujeres en la mediana edad obtienen más placer al estimular el punto G, porque sus niveles más reducidos de estrógenos adelgazan los recubrimientos de la vagina, lo cual a su vez hace al punto G más prominente). El punto G, en el Tantra, es llamado el "punto sagrado" porque se cree que es el centro Shakti de la mujer, el poder de la diosa.

Para instrucciones detalladas, lea *The G Spot and Other Recent Discoveries about Human Sexuality* por Alice Kahn Ladas, Beverly Whipple y John D. Perry. Para aprender más acerca del punto sagrado y el Tantra, le recomiendo encarecidamente *Tantra: The Art of Conscious Loving* por Charles y Caroline Muir.

Diviértase con estas ideas y practíquelas con frecuencia. A medida que las experimente se dará cuenta que su cuerpo es capaz de placer ilimitado: siempre puede brindarse más placer. También notará que aumenta su habilidad para experimentar alegría en todos los niveles. Entonces, ¡a divertirse mucho!

5. Reconozca y libere su ira y su negatividad

La ira, el resentimiento y las dudas son los enemigos de la excitación. Si desea conservar ese sentimiento deliciosamente sexy y deseable, debe hacer un hábito de elegir experiencias placenteras, y esto significa dejar ir concientemente sus emociones negativas. No puede sentir placer *y* negatividad al mismo tiempo. Créame, su sangre no irá a donde debe ir (hacia sus genitales) y su encendido se convierte en apagado.

Después de todo, ningún fuego puede seguir consumiéndose si deja de alimentar las llamas y lo extingue con agua. Permanecer enojada y ensimismada en su frustración y su justificación es como cubrir la fabulosa llama de su feminidad con una cubeta de agua helada. ¡Y lo único que le quedará será un frío interior!

No estoy diciendo que deba ser siempre una persona sonriente pues esto no es realista. Experimentar una gama de emociones es vital para una salud vibrante, pero lo que *no es* saludable es quedarse atrapada en emociones negativas por un periodo largo. Sienta la emoción cuando llegue, úsela constructiva y efectivamente para cambiar lo que sea necesario y luego, siga adelante. A medida que lo haga, *deje ir* la ira, las dudas o los resentimientos —cualesquiera que puedan ser— y se sentirá mucho mejor.

Recuerde que es un proceso, no un evento. Probablemente, tendrá la oportunidad de dejar ir la negatividad por lo menos varias veces cada día. Tanto como le sea posible, deje atrás lo que la hace sentir mal y realice el cambio más empoderador.

Anticipe la resistencia

Una de las tácticas más efectivas para manejar la negatividad es anticiparla. Tan pronto como decide atraer a su vida más alegría y placer, parece que la ira, la amargura, la frustración, la culpabilidad, la crítica o la duda, se hacen siempre presentes para poner a prueba su decisión.

Tenga listo un plan de contingencia para su negatividad y así no quedará atrapada en ella (o sea, que *ella* no quedará atrapada en usted) cuando aparezca. Llame a un amigo, salga a caminar, juegue con su perro, vea una buena película o incluso puede poner alguna música fabulosa y bailar alrededor de la habitación. O tenga un orgasmo, ¡lo que cambiará su atención muy rápido! La idea es hacer cosas que la hagan sentirse *bien* y que mantengan su energía en circulación, en lugar de permanecer atrapada y estancada. Para sentirse bien cuando se sienta mal, debe invitar al placer a participar activamente.

Con algunas experiencias (como el divorcio o la muerte), debe vivir con sus emociones por un tiempo antes de poder liberarlas verdaderamente; como dice el refrán en inglés: *debes sentirlo para sanarlo.* Sienta su pena, su ira, su tristeza. Dance con ellas y hónrelas; no las endulce. Pero después, a medida que lidie con ellas, encuentre formas de atraer a su vida alegría y placer. Sea buena consigo misma, *especialmente* cuando esté enfrentando algo difícil. Haría lo mismo por su mejor amiga, ¿verdad? Tenga la misma consideración hacia usted.

Tenga presente que la pena y los miedos con frecuencia esconden otras emociones —como la ira— entonces, no sienta temor cuando sienta sus emociones hasta lo más profundo de sus raíces. Por ejemplo, en general, es mucho más fácil estar enojada con alguien que la ha ofendido o decepcionado que sentir tristeza por la situación. Por lo tanto, cuando identifica su ira *y* su pena y las deje ir, se está sanando no sólo en la superficie, sino desde lo más profundo de su ser.

Lo que sucede enseguida es nada menos que un milagro. Cuando abandona su negatividad, la luz fluye hacia dentro llenando el vacío. Cuanta más negatividad libere (llegando a lo más profundo de sus emociones y soltándolas), más luz puede entrar y más alegría logrará sentir. ¡Se lo garantizo!

A propósito, también tenga cuidado con el placer negativo. Todos sentimos cierta fascinación hacia las noticias negativas, ¡especialmente si se trata de otra persona! Eso es lo que mantiene a los periódicos sensacionalistas. Descúbrase cuando caiga en este hábito reductor de energía (es como un chisme venenoso) ¡y deténgase tan pronto como lo advierta!

Enfrente la inseguridad

No todas las emociones negativas son enormes y evidentes como la ira y la pena. La negatividad más sutil, como la inseguridad y la culpa, es tan destructiva (si no más) porque está constantemente en segundo plano, como la música de fondo del elevador, hasta que conscientemente aprendemos a desactivarla.

Una de las piezas de "la música del elevador" que escuchamos a menudo es la incomodidad generalizada de nuestra cultura con alguien que se "divierte demasiado". Es la vieja escuela de etiqueta que levanta su fea cabeza aunque esté disfrazada: "Sin dolor no hay salvación".

He llegado a la conclusión de que una de las principales formas por medio de las cuales la sociedad mantiene a las mujeres en un plano inferior (incluso inconscientemente) es ejerciendo control social en las familias. Nadie es mejor que una madre para controlar el comportamiento de su hija (o lo contrario). Llamo a esto "la cadena del dolor" entre madre e hija.

Cuando una madre empieza a divertirse "demasiado", con frecuencia su hija interfiere (en especial si es una adolescente) tratando de detenerla en su sendero sensual recién descubierto, a través de palabras o actos humillantes. Puede criticar su manera de vestir o de actuar a través de su comportamiento.

Y como nos importa mucho lo que nuestras hijas piensen de nosotras —y queremos todo su amor y respeto— nos dejamos controlar y nos detenemos. Casi siempre este comportamiento por parte de la hija (o en su caso por la madre) es completamente inconsciente e irreconocible.

Esto le pasó a una amiga mía cuando fue a una discoteca con sus hijas adultas de treinta y tantos años. Mi amiga estaba empezando a divertirse, cuando su hija mayor le dijo: "Mamá, ¡nadie quiere verte bailar así!" Mi amiga se sintió humillada y avergonzada al instante y se sentó de inmediato. ¡La diversión se acabó!

Cuando me contó lo ocurrido, le expliqué mi teoría sobre el control social, y aunque nos conviene culpar nuestra "cultura" o "sociedad" por la opresión de las mujeres, en realidad esto ocurre justo debajo de nuestras narices, en nuestras propias familias. Pero se detiene cuando tenemos el valor para revelar lo que ocurre. (¡Recuerde que se requiere valor para vivir una vida sana y placentera!)

Animé a mi amiga a defender el reciente descubrimiento de su ser sensual y alegre, y le indiqué que eso crearía un nuevo plan de acción, no sólo para ella misma, sino también para sus hijas. Todas las jóvenes necesitan desesperadamente ver a sus madres realizadas, llevando vidas sanas, llenas de alegría, sensuales, para que cuando *su* mediana edad les llegue, ellas tengan un modelo positivo y fuerte de lo que es posible. ¡Así es como nosotras podemos hacer del mundo un mejor lugar para todos!

Predije que, con el tiempo, las hijas de mi amiga no sólo aceptarían a su nueva mamá, a su ser más feliz, sino que terminarían *celebrándolo* con ella. Y es exactamente lo que ocurrió.

Rechazar la inseguridad, no importa cuál sea su fuente, es un acto de poder. Es saber, desde lo más profundo, que somos dignas de lo mejor que la vida tiene para ofrecer, lo cual incluye reclamar nuestro ser erótico. De hecho, ¡nuestra energía vital depende de esto!

Hacer el amor, no la guerra

No es difícil encontrar razones para estar resentida. Por ejemplo, al menos que luzca como una supermodelo o como la estrella de un video musical, es probable que tenga que lidiar con algo de baja autoestima. Puede estar resentida consigo misma por su aspecto físico o con la sociedad por hacerla sentir de esa manera. Además, con frecuencia muchas mujeres han sido víctimas de abuso físico o emocional por parte de personas que supuestamente las aman.

Pero la verdad es que culparse a sí misma, a su familia, a los hombres en general o a la sociedad, en realidad no cambiará nada (excepto quizás su nivel de óxido nítrico, que se reducirá drásticamente). Al fin de cuentas, usted es o parte del problema o parte de la solución. Y la forma más efectiva para ser parte de la solución es colocarse por encima del problema mismo. En otras palabras, enfóquese en lo que sabe que es lo correcto y verdadero, y en lo que le brinda placer (como hacer el amor), en vez de enfocarse en lo que cree que es malo o incorrecto, o en lo que le perpetúa el dolor (como la guerra). No declare un cese al fuego; declare la victoria: *su* victoria. ¡Y termine con la guerra para siempre!

6. Comprométase a explorar con frecuencia el potencial de su cuerpo para el placer

Si desea recuperar su ser sexy, tiene que comprometerse al 100 por ciento con su sensualidad y sexualidad. Y eso significa nutrir con frecuencia esta parte esencial de su ser, no solamente de vez en cuando. Usted no se cepillaría los dientes un martes cada dos semanas y luego esperaría una salud dental fabulosa, ¿verdad? ¡Claro que no!

Cada día de su vida haga lo necesario para verse a sí misma como una mujer vibrantemente sexy, sensual y deseable. Notará que al seguir un estilo de vida que incremente el óxido nítrico, y al usar el poder de las creencias y los pensamientos positivos (y atractivos), con el paso del tiempo, será capaz de entrenar su cuerpo para sentir más placer del que jamás haya sentido en el pasado. De hecho, ¡no hay límite en cuanto a la cantidad de placer que puede disfrutar!

Por ejemplo, no es un mito que las mujeres son multiorgásmicas. Tener orgasmos múltiples es completamente posible para *cualquier* mujer, incluyéndola a *usted*. Y dado que los hombres pueden aprender a alcanzar el clímax sin eyacular, manteniendo así su erección, los de mediana edad también pueden ser multiorgásmicos.

De hecho, ¡las parejas entrenadas en orgasmos masivos extendidos (OME) pueden aprender a cambiar su sistema nervioso central para experimentar orgasmos que pueden durar hasta una hora! (Para mayor información e instrucciones detalladas sobre esto, lea los libros *The Illustrated Guide to Extended Massive Orgasm* por el doctor Steve Bodansky y la doctora Vera Bodansky; *The Multi-Orgasmic Woman* por Mantak Chia y la doctora Rachel Carlton Abrams; *The Multi-Orgasmic Man* por Mantak Chia y Douglas Abrams; y *The Multi-Orgasmic Couple* por Mantak Chia, Maneewan Chia, Douglas Abrams y la doctora Rachel Carlton Abrams).

Comparto esto con usted, no para que sienta la presión de ser multiorgásmica, sino para ilustrar lo que es posible cuando está dispuesta a hacer un compromiso total para nutrir y expandir su sensualidad y sexualidad. También notará que al hacer un compromiso para vivir una vida como una mujer sexy y sensual, tendrá repercusiones y mejorará cada aspecto de su salud: su peso, sus patrones de sueño, su presión sanguínea e incluso sus niveles hormonales.

También hay evidencia de que muchas mujeres en la mediana edad pueden equilibrar sus hormonas de manera natural realizando exactamente lo que aquí menciono: abriendo su corazón, poniéndose en contacto con su sexualidad, permitiéndose a sí mismas recibir placer, aumentando su excitación y dando paso a más alegría en su vida. (Sin embargo, no permita que eso la detenga si se siente bien usando hormonas bioidénticas.) Lo mismo puede ser cierto para aquellas que confían en antidepresivos para sobrellevar el día y píldoras para dormir, para tolerar la noche. Entonces, ¡prepárese para tener una mejor salud, desde ahora mismo!

No es sólo cuestión de más sexo

Si tiene pareja, exploren juntos su sensualidad de manera habitual, descubra lo que se siente bien y lo que se siente aún mejor. No se concentre sólo en el coito, porque es una manera limitada de expresar la sexualidad. Y tampoco se concentre sólo en la "meta" del orgasmo. Simplemente, comprométase a sentir tanto placer como le sea posible; y también preste atención a los lugares en que experimente todas las sensaciones placenteras en su cuerpo. Recuerde que cualquier cosa a la que le preste atención, se expandirá.

Haga cosas como darse mutuamente un masaje en los pies o en los hombros, y quizá que su pareja comparta su baño de vez en cuando. Bañarse juntos puede ser un deleite sensual. Use caricias lentas y sensuales, y productos para el baño con aromas deliciosos y que se sientan divinos.

Mantenga vivo el romance con noches especiales para salir o estar en casa, cene con música bajo la luz de las velas. Escríbanse uno al otro notas de amor, intercambien flores, o tengan otros detalles genuinos de cariño y amor. Ir a un salón de baile también es fabuloso. Sigan inventando nuevas maneras de conectarse y expresarse su amor mutuo fuera del dormitorio. ¡Y no lo reserve sólo para el Día de los Enamorados o para su aniversario!

Además, sea más creativa y novedosa haciendo el amor. A una conocida le encanta cuando su pareja le ata un pañuelo de seda sobre sus ojos y después dedica un tiempo sólo a acariciarla. Ella dice que tener los ojos vendados aumenta la intensidad de sus sentidos e incrementa la anticipación, pues nunca sabe con certeza cuál caricia vendrá a continuación.

Manténgase receptiva a diferentes formas de complacerse mutuamente en su relación sexual además del coito, incluyendo el sexo manual y oral. Recuerde que sólo el 25 por ciento de las mujeres experimenta orgasmos habitualmente por medio del coito solo; las demás necesitan estimulación más intensa del clítoris.

Durante el coito, pruebe nuevas posiciones. Recomiendo la posición de la mujer sobre el hombre, la cual le brinda al clítoris la estimulación máxima. Puede moverse según sea necesario para tocar el punto correcto de la manera correcta. También en esta posición, usted puede más fácilmente estimular su clítoris empleando sus dedos, o de vez en cuando un vibrador, (no recomiendo el uso de vibradores de manera habitual, pues con el paso del tiempo pueden reducir la sensibilidad en algunas mujeres).

También es vital que se sienta cómoda al hablar o dar instrucciones sobre lo que le gusta en la cama. La mejor manera es haciendo comentarios positivos cada vez que su pareja haga algo correcto, por ejemplo: "Ohhh, se siente muy bien. Me gustaría que siguieras haciéndolo". Créalo o no, el uso de palabras y sonidos aumenta las sensaciones placenteras por las abundantes conexiones entre el cerebro, la garganta y los genitales. Hacer sonidos y comentarios verbales puede requerir algo de práctica, pero vale la pena.

Al principio, si no está acostumbrada a hablar tan francamente, y sólo pensarlo la hace acobardarse, entonces una manera fácil para empezar es leer juntos literatura erótica. Puede ser mucho menos intimidante leer las palabras eróticas de otra persona que decir las suyas.

Probablemente notará que su pareja agradecerá compartir esto porque, créame, su pareja *desea* complacerla. Puede ser que los hombres detesten preguntar cómo se llega un sitio cuando están conduciendo su auto, pero la razón es que tienden a sentirse un poco amenazados cuando no tienen control sobre todo lo que está sucediendo. Si sutilmente guía a su pareja para brindarle placer haciendo comentarios positivos con cada caricia y movimiento que le agrade, estará ayudando a su amante a que tenga *mucho* control sobre las cosas en una manera totalmente nueva (y extremadamente íntima). (Para mayor información práctica lea: *Mama Gena's Owner's and Operator's Guide to Men* por Regena Thomashauer, o aún mejor, inscríbase en uno de sus cursos en **www.mamagenas.com**).

Compartir y hablar abiertamente enriquecerá en gran medida cualquier relación; y a veces esto solo, ¡puede llegar a salvar un matrimonio! De hecho, los estudios demuestran que las mujeres sexualmente asertivas (las que piden lo que quieren) tienen un deseo sexual más fuerte, más orgasmos y más satisfacción en su vida sexual y en sus relaciones. (Por eso sugiero que nunca finja un orgasmo. No solamente es contraproductivo, sino que los priva a usted y a su pareja de este tipo de placer e intimidad verdadera.)

Responsabilizarse por su propio placer en la cama es una parte importante para exigir y celebrar su naturaleza sensual. Cuando sigue recordándose que *usted* es la responsable de experimentar el éxtasis sexual, automáticamente lo hará parte habitual de su vida placentera y eso incrementará su salud con o sin pareja. Todo depende de usted.

Tic tac, ignore el reloj

Si su vida sexual no es tan buena como a le gustaría que fuera, probablemente es porque ha estado enfocada en el objetivo de alcanzar el orgasmo. Durante el sexo, ¿está pensando en cosas como: *Tengo que lograrlo y no está llegando lo suficientemente rápido... Sé que él quiere que llegue al clímax pero me está tomando demasiado tiempo? ¿Qué va a pensar de mí?¿Qué pasa conmigo?¿Por qué no puedo llegar donde deseo llegar?*

Cada vez que tiene esos pensamientos de presión de tiempo, ¡cada una de las 8,000 terminaciones nerviosas de su clítoris se cierran! Intentar alcanzar el orgasmo con este tipo de ideas rondando por su mente, es como tratar de encender un cerillo bajo una borrasca. Recuerde que sus metas deben ser el placer sensual, la intimidad y un sentido de proximidad, que puede o no involucrar el orgasmo. Entonces no sea tan seria, olvídese del reloj y aprenda el arte de *recibir* placer.

Hablando de velocidad, ciertamente no hay nada malo en tener un "rapidín" de vez en cuando. (De hecho, ¡ir de cero a 95 millas por hora ocasionalmente, puede ser un estimulante sexual!) Pero asegúrese también de invertir bastante tiempo sin interrupciones cuando pueda reducir la velocidad y disfrutar del proceso. Entrénese para permanecer en el momento y gozar de la sensación deliciosa de ser tocada, besada, acariciada y amada sin establecer una meta específica —como lograr el orgasmo—. La doctora Vera Bodansky, coautora de *The Illustrated Guide to Extended Massive Orgasm,* enseña que "el orgasmo" empieza con la primera caricia. Redefinirlo de esta forma, ¡realmente, aleja la presión!

Sin embargo, hay un momento en que no sólo está bien ver el reloj, sino que se recomienda categóricamente: cuando está contando las horas y los minutos que quedan para un encuentro sensual futuro. Supere la idea de que el sexo fabuloso tiene que ser espontáneo: planificar una relación sexual es muy excitante. Hacer una "cita amorosa" le permite esperarla con emoción todo el día. La fantasía, después de todo, ¡es un juego previo al sexo!

Armas sensuales secretas

A medida que se sienta más cómoda al hacer de la sexualidad y la sensualidad una prioridad, investigue qué más puede realizar para estimularse e incrementar de forma increíble su energía en la cama.

Por ejemplo, podría considerar divertirse con algunas feromonas: moléculas secretadas en forma natural por varias glándulas que atraen sexualmente y que envían un mensaje subliminal de atracción. La doctora Winnifred Cutler, bióloga en reproducción, fundadora del Athena Institute for Women's Wellness Research, fue una de las primeras investigadoras que estudió cómo los seres humanos producen y responden a estas secreciones químicas.

Ella declara que las mujeres secretan menos feromonas después de la menopausia que cuando están ovulando. Pero no permita que esto la desaliente. La doctora Cutler ofrece feromonas comercialmente en un producto llamado Athena Pheromone 10:13, el cual puede ser agregado directamente a su perfume o agua de colonia. No se preocupe: las feromonas son inodoras, así que no notará ningún cambio en el aroma de su perfume, pero *sí notará* un cambio en la atención que recibe de los hombres.

Varios estudios han documentado este efecto. En un estudio con base en placebo en donde los resultados no fueron revelados a los encuestados (doble ciego), publicado en 2002 por investigadores de la Universidad de San Francisco, el 74 por ciento de las mujeres que usaron el producto atrajeron más sexualmente a los hombres. ¡Esas son excelentes probabilidades!

Si decide experimentar con feromonas, ¿por qué no permite que su pareja pruebe la feromona que la doctora Cutler fabrica para los hombres, llamada Athena Pheromone 10X? ¡Quizá usted se excite aún más! (Para mayor información, vaya a la página de Internet de la doctora Cutler, **www.athenainstitute.com**. También me gustan los productos de feromonas disponibles en **www.love-scent.com**, algunos de los cuales vienen en servilletas húmedas envueltas en papel aluminio.)

Otra arma sensual secreta que recomiendo que toda mujer desarrolle es un fuerte músculo pubocoxígeo (o PC). Usted contrae este músculo al detener el flujo de la orina y también es el músculo principal que se contrae cuando tiene un orgasmo. Al fortalecer el músculo PC se aumenta el flujo sanguíneo a la pelvis, mejora la lubricación vaginal, ayuda a la incontinencia urinaria por estrés y facilita orgasmos más intensos. También excita a su pareja durante el coito.

Puede empezar a entrenar su músculo PC realizando los sencillos ejercicios de Kegel (contracciones vaginales). Saida Désilets informa que el trabajo original del doctor Kegel solamente sugería unas pocas contracciones al día en lugar de los "3 grupos de 20" que me enseñaron. Encuentre el nivel que sea cómodo para usted. La idea es que conozca sus músculos pélvicos inferiores. A propósito, puede hacer los ejercicios de Kegel dondequiera y cuando quiera: conduciendo, mirando la televisión, cocinando, sentada en la tina o aun cuando está en la fila de una tienda. No se preocupe, ¡nadie sabrá lo que está haciendo! Si sigue estos ejercicios fielmente y tiene pensamientos sensuales durante el proceso, empezará a notar una diferencia en unas pocas semanas y le garantizo que descubrirá que hacer ejercicios nunca había sido tan divertido.

Otra manera de fortalecer el músculo PC es usar pesas vaginales en forma de cono que pesen de 15g a 100g. Basándose en antiguas técnicas chinas, el método involucra insertar una de las pesas dentro de la vagina y mantenerla en el lugar durante cinco minutos, subiendo gradualmente el tiempo hasta 15 minutos dos veces al día. A medida que esto se hace más fácil, avanza al próximo cono, que es más pesado. La mayoría de las mujeres nota una diferencia después de cuatro a siete semanas de uso habitual. Muchos terapeutas físicos usan esta técnica para ayudar con los problemas de control urinario. En mi experiencia, este método es muy efectivo, particularmente para la incontinencia urinaria causada por el estrés. (Sólo tiene que buscar en Google "pesas vaginales" para encontrar un proveedor.)

Otra técnica que recomiendo encarecidamente es el uso de un huevo de jade disponible en **www.thedesilets method.com**). Saida Désilets enseña ejercicios específicos con el huevo de jade en su libro *Emergence of the Sensual Woman* y también en un disco compacto de ejercicios.

Evite llevar un marcador

Mientras está explorando su sensualidad y sexualidad de la mediana edad, recuerde que no es un juego de números, estar comprometida con una vida sexual sana no es cuestión de tener una cierta cantidad de orgasmos o interludios sexuales cada semana. No confunda cantidad con calidad. Por ejemplo, un estudio reciente de la Universidad de Chicago descubrió que muchas parejas que tienen relaciones sexuales sólo tres veces por mes están completamente satisfechas. ¡Bravo por ellos!

Intente compartir una verdadera intimidad cuando tenga relaciones sexuales en lugar de que sea apenas un coito. En nuestra cultura, desde la niñez las mujeres son educadas para abrir su corazón "alto" (el corazón en nuestro pecho) y cerrar nuestro corazón "bajo" (nuestros genitales). Como resultado, tendemos a conducirnos con nuestros corazones, mostrando libremente amor y cariño a nuestras parejas... pero a veces nos reprimimos sexualmente. Con los hombres es todo lo contrario: ellos tienden a cerrar su corazón alto y no nos permiten entrar, aunque están más abiertos sexualmente. Para experimentar una verdadera intimidad y un sexo fabuloso, los hombres y las mujeres deben aprender a trabajar con su corazón alto y su corazón bajo.

Si un hombre busca verdadera intimidad con una mujer, tiene que cortejarla con palabras, atención y cariño. Entonces ella se sentirá lo suficiente segura para rendirse a él sexualmente. Por otra parte, para conquistar el corazón vulnerable de un hombre, una mujer debe acerarse a él con la misma ternura que ella desea por su parte. Si ella lo critica o le encuentra defectos, él protegerá su corazón, pero si ella lo convierte en su héroe, entonces, él se sentirá lo suficientemente seguro para compartirlo con ella.

Saida Désilets, experta en la energía sexual femenina, explica que podemos ver esto de manera anatómica. Los genitales de los hombres están por fuera y son guiados por su sexualidad (mientras que las mujeres conservan los suyos ocultos). Por otro lado, los pechos de las mujeres están por fuera y son guiadas por sus corazones y su cariño (mientras que los corazones de los hombres, como los genitales de las mujeres, son menos obvios).

Para alcanzar una salud vibrante, debe comprometerse no sólo a tener relaciones sexuales, sino también a involucrar y nutrir su energía sexual y después hacer el amor en diferentes niveles. Esto mantiene fluyendo su energía vital y estimula conexiones positivas y amorosas consigo misma, con su pareja (si la tiene) y con el resto del mundo. ¡Es el complemento perfecto entre mente, cuerpo y espíritu!

7. Viva su vida de manera que inspire, motive y "excite" a los demás para que alcancen su máximo potencial y salud

Cuando empieza a vivir su vida como una mujer totalmente vigorizada y excitada, ocurre una cosa maravillosa: no sólo atrae hacia usted (tanto como a su pareja, si la tiene) una cantidad increíble de placer y felicidad, sino que también empieza a tener un efecto positivo en todas las personas que la rodean. De hecho, ¡su perspectiva alegre se vuelve absolutamente contagiosa!

El efecto es semejante a lo que ocurre cuando está de buen humor. Probablemente ha visto a menudo cómo su buen humor puede hacer que otra persona sonría, pero el efecto al que me refiero es mucho más profundo y poderoso que sólo esparcir algunas sonrisas.

Cuando se compromete a descubrir, nutrir y luego vivir su verdadera pasión, es como si estuviera alimentando un fuego en su alma. Y así lo hace, ¡un fuego alimentado por el óxido nítrico! Entonces los demás la ven no sólo como una persona segura y cómoda en su propia piel, sino que también la ven celebrándose a sí misma e intentando alcanzar la felicidad en cada oportunidad. Como resultado, *usted* inspirará a los demás a hacer lo mismo. Con el paso del tiempo, ellos también empezarán a hacer selecciones más sanas que nutrirán sus cuerpos, mentes y espíritus, y ¡el ciclo continúa de ese modo!

Sea una fuente de placer para los demás

Pero eso es sólo el principio. En vez de ser sólo un ejemplo —por muy poderoso que esto sea— ¿por qué no se convierte también en una fuente de placer para los demás? Pronto verá que esto requiere relativamente poco esfuerzo de su parte y puede ser muy divertido.

Por ejemplo, halague a otros con más frecuencia cuando hacen algo bien. Muchos de nosotros estamos acostumbrados a recibir comentarios sólo cuando hacemos algo equivocado o cuando ofendemos a alguien. ¿Por qué no dejarle saber en el acto a las personas que aprecia lo que ellos han hecho? (Esta estrategia también funciona muy bien con los miembros de la familia, especialmente con la pareja y los hijos.) Hay un refrán en inglés que dice: "Una actitud de gratitud crea un espacio para la gracia" ¡hay mucha sabiduría en esa frase!

Puede emplear esta idea cuando tenga que decir algo negativo. Por ejemplo, si está en un restaurante y su mesero tarda mucho en llevarle la comida y llega fría, en lugar de ser grosera, puede elegir decirle con una sonrisa genuina: "Esto parece absolutamente delicioso, pero está un poco frío. ¿Podría hacerme el favor de calentarla?" Al no explotar en coraje, evita que se eleve su presión sanguínea y que las hormonas del estrés corran por sus venas, lo cual reduce sus niveles de óxido nítrico. Y al mismo tiempo, inspira en los demás sentimientos de aprecio y confianza, que ayudan a la vez a mantener estables sus niveles de óxido nítrico, ¡sin mencionar el hecho de que las personas estarán mucho más dispuestas a brindarle más placer cuando usted se lo está ofreciendo a ellas! Todos ganan.

También soy una gran partidaria de los halagos "espontáneos". Si veo a una mujer en público cuyo traje, peinado o joyería es en particular impresionante, se lo dejo saber con un cumplido rápido, pero genuino. También hago lo mismo con los hombres y los niños.

Cuando se comporta de esta manera, lo que realmente hace es empezar una cadena de emociones positivas. Es probable que la persona a quien le ofrece el cumplido esté realmente conmovida, en especial si es alguien a quien no conoce y que no está esperándolo.

Y luego, *esa* persona se sentirá mejor acerca de sí misma y tendrá una mejor actitud para mantener circulando la alegría.

Cuanto más placer difunda, más lo sentirá más y el mundo a su alrededor se volverá más alegre y saludable. Esto funciona en virtud de la Ley de la Atracción, que declara que a lo que le preste atención se expandirá. Entonces, si pasa tiempo concentrándose en la alegría y el placer, simplemente está atrayendo más de esto hacia usted; y también hacia todos aquellos con quienes se relacione. En poco tiempo, empezará a ver la belleza en muchas formas; y más oportunidades para el placer dondequiera que vaya. ¡Es una espiral ascendente!

Globalícese

La idea de ser una fuente de placer para los demás no está limitada a halagar y a otros comentarios rápidos y positivos. De hecho, usted puede usar la alegría para ayudar a transformar el mundo. ¿Recuerda el viejo adagio: "Si mamá no es feliz, nadie es feliz"? Lo opuesto también es cierto: cuando las mujeres son felices todos a su alrededor automáticamente también se sienten optimistas. Es como si una ola de amor y bondad fluyera de ellas y afectara todas las cosas vivas del planeta.

Vamos a pensar en esto por un momento. Gracias a nuestra biología, las mujeres son la principal fuente de nutrición en el mundo, ¿verdad? Nosotras nutrimos a todos a nuestro alrededor, y no sólo a nuestros hijos. ¡Está en nuestro ADN!

Entonces, ¿puede imaginarse el impacto que marcaría en el mundo ser nutrido por una mujer que vive plenamente y siente emoción por la vida, en vez de una mujer que apenas puede sobrellevar el día? De hecho, las mujeres que han florecido en la mediana edad nutren con su fuerza vital a todos aquellos con quienes tienen contacto, lo perciban o no.

Por esa razón, cuando las mujeres se toman el tiempo y hacen el esfuerzo de apoyar verdaderamente a otras mujeres, el efecto es muy gratificante (todos lo sabemos). Después de todo, ¿no ha experimentado el poder increíblemente positivo de estar con un grupo de amigas? Después de la reunión, casi siempre se siente infinitamente mejor que antes, y luego anhela volver a reunirse con ellas. ¡No es una coincidencia!

El mundo necesita más belleza y luz ahora mismo. La salud del planeta depende de nuestra propia felicidad, alegría y placer para ayudar a elevar la fuerza vital colectiva de todos los seres. Dar y recibir placer es una forma de vida que ayuda a todos y a todas las cosas.

Entonces, ¡manos a la obra! Lo único que debe perder, al ir en pos de su felicidad, es su sufrimiento (y quizá un kilo o dos), y *eso* vale la pena celebrarlo.

Las 7 llaves secretas que abrirán la puerta de la sexualidad y la sensualidad maravillosas después de la menopausia

1. Conviértase en una ardiente exploradora de su propio placer.
2. ¡Excítese!
3. ¡Recuerde que una mujer excitada es irresistible!
4. ¡La práctica hace el placer!
5. Reconozca y libere su ira y su negatividad.
6. Comprométase a explorar con frecuencia el potencial de su cuerpo para el placer.
7. Viva su vida de manera que inspire, motive y "excite" a los demás, para que alcancen su máximo potencial y salud.

Epílogo

Así es que ahora conoce el secreto para una vida deleitable, sana y placentera, incluyendo sexo formidable. Este secreto es valioso y también muy fácil de sabotear con dudas, miedos y malentendidos. Para protegerla de todo eso, le dejo unas páginas diseñadas para elevar sus niveles de óxido nítrico cada vez que lea estas palabras y sienta sus efectos en su cuerpo. Como médica, le receto: ¡leer de principio a fin la lista todos los días!

- Su cuerpo funciona y se mantiene sano en virtud de los niveles elevados de óxido nítrico. El óxido nítrico es, literalmente, la molécula de *la chispa de la vida* y la fuente de la juventud.

- Su cuerpo fue concebido en una explosión de óxido nítrico. Todos los placeres saludables y sustentables saturan su cuerpo y su cerebro con el vivificante óxido nítrico. En cuanto a esto, el orgasmo es particularmente poderoso.

- Su sexualidad y su respuesta orgásmica son ejemplos de cómo la energía creativa se siente en su cuerpo. Usted siempre tiene acceso a esta energía vital orgásmica y puede aprender a dirigirla de manera consciente para sanar su cuerpo y su vida. Simplemente debe estar dispuesta desde este momento a permitir que entren su vida más y más placeres que aumenten el óxido nítrico.

- El secreto para una vida sana, feliz y sensual empieza con tener cada día pensamientos reconfortantes, sensuales, optimistas, bondadosos, amorosos y positivos acerca de usted y de los demás. Estos pensamientos instantáneamente aumentan sus niveles de óxido nítrico.

- Otras formas de incrementar el óxido nítrico incluyen: consumir alimentos llenos de color, frescos y cultivados orgánicamente; hacer ejercicio con regularidad y también tomar diariamente suplementos nutricionales bien balanceados y de buena calidad.

- Usted es capaz de experimentar cantidades ilimitadas de placer porque así es como su cuerpo fue diseñado.

- Soltar con frecuencia los viejos resentimientos, la ira y el dolor es un factor importante para liberarse y sentir más placer y alegría.

- Las mejores relaciones sexuales con su pareja ocurren cuando hay compromiso, confianza y vulnerabilidad en la relación.

- Debe estar dispuesta a rendirse a la magia del placer, la alegría y el amor.

- Su placer y alegría son fuerzas sanadoras que animan e inspiran a todos a su alrededor, y también ayudan a sanar al planeta.

Es mi Deseo que tenga el valor ahora de emprender un estilo de vida placentera y alegre, al convertirse en la manifestación divina de todo lo que es bueno, positivo, empoderador y apasionante.

Agradecimientos

Mis primeros tres libros, cada uno con más de 600 páginas con gran cantidad de referencias, fueron el resultado de años de trabajo heroicamente arduo. Conozco muy bien la senda del trabajo duro y le tengo mucho respeto. Pero también aprendí que era el momento de intentar un enfoque diferente, más femenino, más sutil. Hace aproximadamente un año, nació en mí un deseo específico: quería escribir un libro sobre cómo el placer sana el cuerpo físico. Sabía que el proceso de escribir debía corresponder con el contexto. Uno obtiene el resultado de la forma de hacer las cosas, por esa razón deseaba que el contenido me llegara a mí, y a través de mí, de forma alegre y sin esfuerzo.

Empecé a considerar ideas e incluso escribí una larga lista para la tabla del contenido. (Sí, temo que estuve a punto de escribir una cuarta pieza magna.) Luego, quién lo iba a decir, el universo intervino y milagrosamente me puse en contacto con los doctores Ed Taub y Ferid Murad, y con Dave y Deb Oliphant. Juntos llegamos a la idea más placentera para cumplir todos mis deseos para mi cuarto libro. Y, alabado sea lo divino, ¡también aprendí a escribir un libro corto! Gracias a Dave, Deb, Ed y Ferid.

También agradezco a las siguientes personas:

A Katy Koontz, por sus brillantes habilidades editoriales y organizacionales. Katy: ¡hiciste que fuera un placer trabajar en este libro!

A mi equipo de Hay House: Reid Tracy, Kristina Tracy (quien dirigió la sesión fotográfica para la portada y la hizo tan divertida), Donna Abate, Margarete Nielsen, Jill Kramer, Christy Salinas y Louise Hay, maravillosa mentora y guía, que ha trazado para mí un sendero resplandeciente en donde he podido dar verdaderos saltos de felicidad.

A Charles Bush por una sesión fotográfica calmada y tranquila y por muchas cosas más. Y a Lori Sutherland, la Duquesa de la Delicadeza, por su magnífica ayuda con la sesión fotográfica.

A Nancy Levin y su esposo, Chris Rauchnot, por ser superestrellas al organizar las conferencias.

A Judie Harvey por su entusiasmo, apoyo y maravillosas habilidades de redacción.

A Regena Thomashauer, fundadora de Mama Gena's School of Womanly Arts, cuya escuela nos ha proveído a mis hijas y a mí del laboratorio perfecto para aprender, practicar y perfeccionar la disciplina del fino arte del placer.

A la doctora Doris Cohen, cuyo consejo espiritual continúa brindando a mi familia y a mí tanta paz y felicidad.

A Sue Abel por ayudarme a crear belleza y orden en mi casa. Te aprecio mucho.

A Janet Lambert por mantener mis finanzas en buen orden gracias a sus estelares habilidades contables y a Paulina Carr por estar dispuesta a hacer cualquier cosa necesaria para mantener fluyendo mi organización.

A Chip Gray y al personal de Harraseeket Inn en Freeport, Maine, por proporcionarme tantas comidas saludables, increíblemente deliciosas, servidas en un ambiente agradable además de algunas sugerencias editoriales ingeniosas cuando hicieron falta. Gracias, también, por suministrar el alojamiento ideal para mis muchos colegas, amigos y miembros de la familia.

A la increíble y legendaria Diane Grover, directora ejecutiva oficial de mi universo, quien ha estado a mi lado convirtiendo ideas en realidad durante casi treinta años; Diane, ¿qué puedo decir? Eres simplemente estupenda y fabulosa. Y estoy *muy* agradecida.

A mis dos hijas, Annie y Katie: quienes han sido mis mayores fanáticas en la reinvención de mi mediana edad y en la búsqueda continua para vivir una vida llena de placer, alegría, integridad y abundancia.

Finalmente, me agradezco a mí misma por haber estado dispuesta a esperar hasta que se reunieran el tema apropiado, el formato correcto y la gente adecuada atraídos por la fuerza de mi Deseo Divino original. *Pedid que ya se os dado,* es cierto... sólo agregue fe y paciencia.

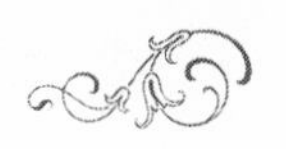

Acerca de la autora

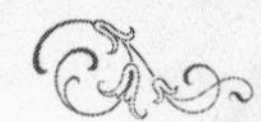

La doctora Christiane Northrup, es una pionera visionaria y una autoridad muy apreciada en el campo de la salud y el bienestar de la mujer. Es ginecóloga obstetra certificada por la American Board of Medical Specialties y graduada en Dartmouth Medical School con residencia en el Tufts–New England Medical Center. La doctora Northrup también fue profesora asistente clínica de ginecología y obstetricia en el Maine Medical Center. Ella reconoce la unión del cuerpo, la mente y el espíritu, y así ayuda a empoderar a las mujeres para conectarse con su sabiduría interna innata con el fin de transformar su salud y realmente florecer.

La doctora Northrup es autora de dos éxitos editoriales del *New York Times: Women's Bodies, Women's Wisdom* (Bantam, revisado en el 2006) y *The Wisdom of Menopause* (Bantam, revisado en el 2006). Su tercer libro, *Mother-Daughter Wisdom* (Bantam, 2005), fue nominado en 2005 para el Quill Award y fue nombrado el libro número uno del año en **Amazon.com** en los rubros de crianza de los hijos y salud del cuerpo y la mente.

La doctora Northrup también se ha presentado en seis especiales de mucho éxito para el canal de televisión pública de los Estados Unidos (PBS). El más reciente, *Menopause and Beyond: New Wisdom for Women,* se empezó a transmitir al aire a escala nacional en marzo de 2007. Su obra ha sido presentada en *The Oprah Winfrey Show,* y en *Today* show, *NBC Nightly News with Tom Brokaw, The View, Rachael Ray y Good Morning America*. Para mayor información sobre la doctora Northrup y su obra, por favor visite su página de Internet: **www.drnorthrup.com**.

Esperamos que haya disfrutado este libro de Hay House. Si desea recibir nuestro catálogo en línea donde ofrecemos información adicional sobre los libros y productos de Hay House, o si desea obtener mayor información sobre Hay Foundation, por favor, contacte:

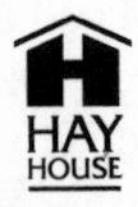

Hay House, Inc.
P.O. Box 5100
Carlsbad, CA 92018-5100

(760) 431-7695 ó (800) 654-5126
(760) 431-6948 (fax) ó (800) 650-5115 (fax)
www.hayhouse.com®